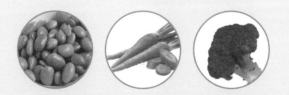

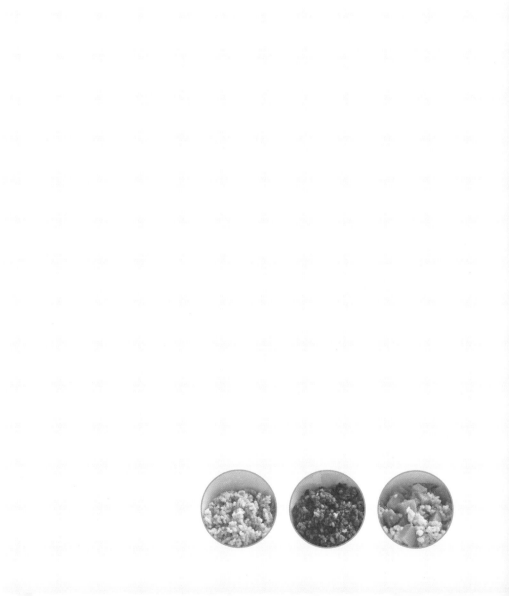

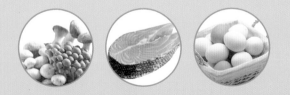

那些吃東西教我的事

解開25個關於享瘦不可不知的營養謎團

國立臺灣大學、
中原大學營養課程教師
洪泰雄／著

H₂O 原水文化

CHAPTER
1

三餐與生活

01 吃東西既是欲望更是本能

02 為什麼一天要吃「三餐」呢？

03 好想吃甜食的高壓警訊

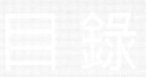

目錄

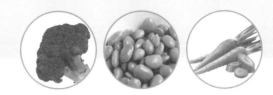

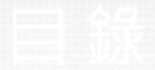
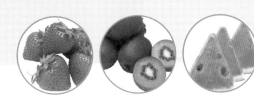

和生活息息相關的學問

陳石池
臺大醫院院長

　　泰雄是我臺大同事，也是多年的摯友，他個性古道熱腸，樂於助人，喜愛研讀營養書籍及文獻，已瀏覽一千多本有關的營養的書籍，據他說只要有營養的新書，他一定上網購買，仔細研讀，顯見他求知若渴的精神，值得敬佩。

　　尤其對一個非營養專業背景的他，能勤於研讀，而整理出有系統的營養知識，並透過教學、演講來傳播營養知識，真的是難能可貴。

　　我和他有多次共同演講的經驗。通常，都是我講醫學相關的部分，而他則負責講營養的部分。我觀察到他每次演講的內容，總是讓在場聽眾聽得聚精會神，不只勤作筆記，演講結束後，還會特地來跟他交流。

　　或許正是對於「營養」這門學問，太過熱愛，而使泰雄更加督促自己，充實相關知識，不只投入教學領域，短短數年還出了 3 本好書，傳達正確的營養知識與觀念。現在他的第四本書要出版了，相信對於每位讀者來說，又是變健康的一大福音。

　　因為要寫這篇推薦序，而能對這本書的內容先睹為快。新書針對與每個人息息相關的觀念去規劃，分為「三餐與生活」「營養與疾病」「飲食與瘦身」「食物營養學」等四個部分，並在書的最後特別提到「食物外的另一種選擇」也就是保健食品的相關常識，這對於忙碌的現代人而言，是非常重要的，畢竟保健食品的最終目的是提升健康，若是吃錯了，反而會大打折扣。

所有的篇章內容，都是泰雄的獨到見解與實際經驗分享，皆是以營養為基礎陳述，有別於坊間的相關著作。這本書絕對值得仔細閱讀，在促進身體健康的同時，也增進營養知識，搞不好還有瘦身的效果喔，真心推薦大家。

推薦序②
把營養學融入生活

曾興隆
仁濟醫院副院長、書田醫院副院長

泰雄是我多年的好朋友，在印象中我知道他用營養學的角度寫了三本有關營養的健康書籍，三本書均因銷售成績傑出，均已改版。如今能受邀為他的第四本書寫推薦序，我樂於接受。

泰雄是一位個性爽朗，樂於助人的好人，也勤於埋首研讀各種有關營養知識，他把傳播營養知識做為一生的志業，真的是難能可貴。一個人能窮其一生以這種苦行僧、傳教士的精神，透過教學、演講、上電視、廣播、寫書，傳授正確營養知識，是可敬佩的。

我曾經幸運地，能邀請到他我服務的書田醫院演講二次。從每一次的演講內容，都可看得出他對於營養知識的投入與用心，而且他總是把艱深難懂的營養學問，以淺顯易懂的「白話」來表達，讓聽眾更加清楚，更加明白，當然才能在生活中實踐。

　　對於能在書未出版前，拜讀新書內容而感到與有榮焉。仔細閱讀之後，對於其中有篇提到「吃蛋不會導致膽固醇過高」的內容印象格外深刻。

　　書中提到除非有「ApoE4 基因」，不然很難因為吃蛋而提高膽固醇，說明了高膽固醇與基因之間的關係。這個觀點其實美國研究和臺灣衛福部已有指出，只是很多人仍然被錯誤觀念所迷惑，以為雞蛋是高膽固醇的元凶。

　　雖然說，有 ApoE4 基因的比例極低（每百人僅 2 至 3 人），但他也提醒膽固醇過高的問題，很多時候是來自肉類中的不飽和脂肪酸。所以不見得要去做相關的基因檢查，反而是應該留意日常飲食的原則與習慣。

　　這本書還有很多值得一一品味的營養議題，逐篇閱讀，相信是入寶山而不空回。泰雄在推動營養教育時，總是秉持著盡全力的態度，希望把最新最正確的觀念，提供給每一位聽眾、讀者或學生，因為把觀念弄清楚了，才能健康過每一天。

追求真確營養學知識
是我最大的動能和渴望

我常告訴學生或演講的聽眾，我教的講的寫的，不是一門減重課程、講座或書籍，而是一門透過實證和營養知識相互結合的營養教育課程，減重則是課程的邊際效益。營養教育這門課並不好教，但是我始終盡力用實證、對照組研究的結果和參考文獻來把它教好、講好，以達到我想要傳播的教學、演講和書寫目標。

為了讓普羅大眾更接近營養，在我的書籍和課程、講座中，我會避免太多生理學、生物學等專業名詞，改由淺顯易懂的方式，來傳達容易理解的營養知識。畢竟所教為通識課程，所傳播的是大眾知識，能讓人學以致用並達到知識普及，才是最大的渴望和目標。

　　營養知識不是片斷的，如果沒有完整和系統性的了解，很可能會以偏概全，或是將網路的錯誤概念奉為圭臬，並成為生活中的飲食指導原則，更甚者透過 Line 或者 FB 來傳播這些錯誤的資訊，便可能害人又害己。

　　例如，有人或許會把飯前吃水果的理論奉為金科玉律，但仔細想想，如果從胰島素與血糖值的關係，還有食物消化時間來看，就會知道飯前吃水果並不合適。

　　關於穩定血糖、腸胃排空和消化時間的飲食原則，書中都有詳細論述。實證與營養生理並須同時並行，才能跳脫空有學理而沒有實證的泛論，和僅有實證沒有營養生理印證的主觀想法，得到真正使生活受益的真確概念。

　　臉書、教學、演講、上電視、廣播、寫專欄，是我傳播營養教育的方式，基於此，我必須利用早上四五點頭腦最清醒時刻，撰寫臉書營養學相關知識，並廣泛閱讀有關營養文獻。我們都知道唾手可得的網路知識不見得正確，雖然知識來源十分開放、搜尋簡便快速，卻不精準。

因為無法全然信任網路上的知識，我興起了探索「真知識」的想法。藉由持續研讀相關營養書籍及國內外文獻，以及不斷的消化、整理、思考、判斷，希望能傳播有別於「眾口鑠金」的口傳知識和「傳抄轉載」的網路知識，讓大家能得到「科學根據」的真確知識和概念。

這是我追求營養學知識的不二法門，也是我的堅持。在營養教育傳播中，即使是以苦行僧或傳教士的角色踽踽前行，都是愉悅而雀躍的。我已把傳播營養知識當作一生的志業，希望粉絲也好、讀者也好，均能因此獲得完整營養知識，而能吃對食物，享「瘦」健康。

又例如最近很夯的營養話題，也就是所謂的生酮飲食，是不是人人都適合呢？生酮飲食是低碳水化合物、低蛋白質、高脂肪的飲食方式，會這樣吃是為了健美因素，並能夠在短期內進行瘦身，並不符合所謂的健康飲食法則。從生酮飲食的利弊分析，並非人人可行，也沒有可以長期實施的必要。任何飲食如果跳脫了六大基本食物，以及個人身體狀況，都無益於健康的增進。

　　提倡健康及傳授正確營養知識，對我來說是個意外的開展，但感受到讀者對營養知識的渴望，讓我不忍釋手，持續寫書。多年來我已寫了三本有關營養及瘦身的書，每一本書都是以淺顯易懂的方式讓更多人了解營養領域知識，得以自主管理飲食，達到營養健康的目的，而深具實用價值。第四本也將以這幾年來統整歸納各樣營養書籍，和中內外文獻所集結心得，用深入淺出的方式撰寫。

　　第一本《代謝平衡，健康瘦身》，講述「35921」的飲食原則，出版後經過修訂、增訂，至今已銷售了五萬多本。第二本《35921史上最強瘦身密碼：簡易掌握飲食份量，聰明吃，開心瘦》，傳授了「按喝擺食解」排除便祕的祕訣，及如何用手邊現有的東西來測量進食的份量。第三本書是《吃出好體質》，內容是我的二十堂營養課程，讓讀者了解六大基本食物如何吃，也讓讀者清楚知道六大營養素是什麼，還有營養分子如何消化吸收和運作。

　　從講師升等為助理教授，對我而言是人生的重要里程碑。記得院教評會委員在升等助理教授的面試中，對我做如下的評價：

送審者分別在大學教授「飲食自覺與營養管理」、「營養教育與傳播」通識課程，送審人飽覽營養領群書，積極建構營養知識，並以問題導向達成教學目標，於教學中找到實證研究資訊，理論與實務並重，達到營養教育之最佳傳播效果，深受學生肯定，並由登記修課人數多達1,835人，顯見送審人深受學生歡迎。送審人積極鑽研與閱覽營養領域知識，發表論文，出版專書，參與研討會，撰寫研究報告等。代表著作也刊登 SCI 期刊。

而後，我也得到了臺灣大學的教學優良教師獎項，教學優良獎對其他人也許沒什麼，但對我而言，卻是一種無上的鼓勵。我願以如臨深淵如履薄冰的心情兢兢業業、勉勵自己，要更努力精研各種營養知識，並且盡力傳播，希望大家對營養有更全面的認識和健康的生活方式。舜何人也？堯何人也？有為者亦若是，願與大家共勉之。

營養學若能知行合一
瘦身將是必然的邊際效益

■善用飲食原則，餓與不餓可以自行決定

人類為了活下去，每天一定要吃東西。吃東西既是欲望，也是需求。最新科學研究發現腦下垂體的下視丘（hypothalamus）可控制食欲，下令細胞分泌瘦體素（leptin）。瘦體素是脂肪細胞形成的荷爾蒙，只要細嚼慢嚥，透過口腔所釋出的澱粉酶酵素就會將食物初步分解，經過食道到達胃做機械性及化學性的消化。

胃的容量約 1.5 公斤，當食物攝入胃達 8 分滿時，瘦體素便會透過神經傳達訊息，叫身體停止吃東西。如果進食速度太快，吃東西粗略咀嚼就吞下去，會導致訊息來不及傳達，而不小心吃下過量的食物，如此保證你肚子很快會變大的。

另外，由胃壁也會製造的胃飢素（ghrelin），它如同瘦體素，也會傳達訊息給腦部，但傳達的是「肚子餓了，要吃東西了」，這是促進食欲荷爾蒙的功能。當胃中沒有食物時，胃飢素會釋出到血液裡，當腦下垂體的下視丘接收到一定量的胃飢素時，飢餓的感覺就會發生。

感覺到吃飽或肚子餓是瘦體素及胃飢素作用的影響，人體是細胞組成的，細胞構成人體的各種系統，神經傳導系統是其中之一，要健康、要胖要瘦，端看有沒有正視訊息的功能。

■好的飲食習慣，使人遠離疾病、常保活力

細胞需要的營養素一定是小分子，所謂的小分子，就是我們從口中吃進去的所有六大基本食物：胺基酸、脂肪酸、葡萄糖、維生素及礦物質。

這些分子經過腸胃消化吸收後會送進血液，經由具穿水性、滲透性的細胞膜進入細胞中供給養分，細胞就像一座化學工廠，如細胞核、高基氏體、染色質、核糖體、內質網、中心粒，最後粒線體製造出 ATP 能量，能量越多，就能產生愈充沛的體力，換句話說，ATP 能量就像鈔票，

鈔票愈多就能買愈多東西。

　　吃東西便是為了吸收各樣營養素，蔬菜水果和蛋白質比例、飲食順序，及為什麼吃等，都是為了能夠讓我們有正確的飲食概念，讓細胞得到應得的營養，搞定了細胞，便有充足體力，面對各項挑戰。

　　某醫學大學營養系教授是一位內科醫師，平時只相信醫藥的效力，在 SARS 後的某一天，在 38 歲壯年之際突然心肌梗塞，如果不是緊急送醫，早就離開人世。

　　他在內科病房見到太太的第一句話就是「原來營養有這麼大的威力。」在生病之前，他從不聽進老婆的任何一句勸告的話，對於雞皮、內臟、油炸等食物無所不吃，無怪乎三條動脈阻塞了二條。

　　另外，在國內有一位消化道外科醫師在他行醫四十多年間曾經操刀包含癌症等超過兩千例的手術，從這些治療的經驗中他發現罹癌的人有共通的飲食習慣，就是「肉食為主、蔬菜不足、鹽分過多」。從此可以看出，營養真的很重要，你我都要謹慎面對它。

CHAPTER

1

三餐與生活

01 吃東西
既是欲望更是本能

心情好想吃東西，心情差也想吃東西，很多人把吃東西當成一種欲望，卻忘了這是人（與其他動物）的本能之一。吃進去的食物肩負重要任務，是身體能量與營養的主要來源。東西可以亂吃嗎？當然不行！

▶ 「基礎代謝率」是什麼，可以吃嗎？

雖然「基礎代謝率」不能吃，但跟「吃」脫不了關係。對人類而言，吃東西不只滿足口腹欲望，還有透過消化作用，讓身體吸收養分，供給細胞與器官所需的營養素，以保持身體機能正常運作，並維持生命，提供其他更迫切的需求。

吃進去的食物，經過腸胃道消化吸收後，會產生胺基酸、脂肪酸、葡萄糖等物質，這些物質透過系統供給血液，而血液提供細胞營養，細胞建構器官。正因為有足夠的養分供應，讓身體各器官能順利運作，才讓我們能從事各種活動。所以啊，吃東西既是欲望，也是本能。

01
吃東西既是欲望
更是本能

02
為什麼一天要吃
「三餐」呢？

03
好想吃甜食的
高壓警訊

04
日夜顛倒者
可以怎麼吃東西？

05
蔬菜吃一堆為什麼
還是便祕？

06
提升防癌力的
超級蔬菜

更何況吃與不吃，攸關熱量的獲得。食物是提供能量的主要來源，一個人要是熱量攝取無法達到身體的基礎代謝率（BMR），身體就會出問題。

基礎代謝率的主要參考依據是個人的身高、體重、年齡跟性別，指人的身體在靜止不動、非消化狀態下，所需要消耗的最低能量。這些能量用在呼吸、心跳、氧氣運輸、過濾排泄等，幾乎是維生必須的活動消耗。正常情況下，隨著年紀變大，基礎代謝率會跟著下降。

簡單來說，就算一個人一天當中不從事任何活動，只是躺在床上（一站起來就會消耗其他能量），還是得透過食物，達到最基本的熱量需求。即使想要減重瘦身，還是要吃到自己的基礎代謝率。長時間刻意節食挨餓，吃進去的熱量，無法供應身體該有的消耗時，防衛機制就會啟動，第一通常就是把肌肉分解。

這種情況最常發生在為了減肥而刻意節食的人身上。節食初期雖然會因為攝取的熱量銳減，短時間內讓體重下降，但只要一恢復正常飲食，體重通常馬上回到節食前的體重，甚至向上攀升。這種人若要再次嘗試一樣的方法，除非把熱量再往下修減，不然根本不會再有效果。

基礎代謝率降低，代表的是身體所需要的熱量變少了，這樣一來，很容易一不小心就吃超量，稍微多吃一點就發胖，減重之路會走得更加困難。遠離以下 4 種行為，就能避免讓「基礎代謝率」退步。

❶ 水分喝不夠，含糖飲料一口接一口

　　喝水真的不會胖。水是最好的體內溶劑，足夠的水分才有助於體內的循環，對於提高基礎代謝率很有幫助。建議正常人每天至少要喝 2000ML 的水，而且是「白開水」，千萬別以含糖飲料代替，以免喝進多餘熱量，反而囤積脂肪。

❷ 能坐就不站，能躺就不坐的懶骨頭

　　若堅持「能不動就不動」的原則，基礎代謝率也會慢慢沉淪。其實，光是一個站立的動作，就能讓基礎代謝率略為加速。這也是為什麼很多人都在強調「要活就要動」，養成運動習慣，是提高基礎代謝率的不二法門。

❸ 長期攝取低熱量，以為有餓就有瘦

　　別以為肚子餓就代表正在瘦。餓一段時間後，身體就會習慣以較少的熱量來維持運作，等到恢復正常飲食，即使是控制在基礎代謝率之內，也會有多餘熱量囤積。如此一來，不但體重起起伏伏，還會造成營養失衡。

01
吃東西既是欲望
更是本能

02
為什麼一天要吃
「三餐」呢？

03
好想吃甜食的
高壓警訊

04
日夜顛倒者
可以怎麼吃東西？

05
蔬菜吃一堆為什麼
還是便祕？

06
提升防癌力的
超級蔬菜

❹ 情緒差，壓力大，生氣時間比快樂多

心情與壓力很常影響一個人的食欲，有的人甚至會用大吃大喝來發洩，但往往愈吃愈後悔。找到最適合自己的紓壓方式，像是規律運動、學習有興趣的事物等，絕對都比大吃大喝來的健康有效果。保持樂觀的心情，才能讓好情緒帶動腦內嗎啡的分泌，幫助身體運作、促進循環。除此之外，多多深呼吸，可以讓體內脂肪被燃燒，減少熱量囤積。

▶ 吃到很撐很飽，身體卻處於飢餓狀態

人每天活動需要的能量（熱量）有 7 成來自基礎代謝率，但別忘了基礎代謝率只足夠供應一個人在躺平不動的狀態，舉凡吃東西、洗澡、走路、運動等各式活動，不論簡單或複雜，熱量都需要額外往上加，上加的多寡，和活動量呈正比，這就是每日總消耗熱量（TDEE）。

就像有人會說，勞力工作者要比一般辦公室上班族多補充一些熱量（多吃一些東西），即使他們的身高、體重、性別與年齡等都相仿，卻因為活動量的差異（勞工成天搬重物、走來跑去，辦公室上班族多半整天坐著打電腦），因而造成他們一天所需熱量的不同。

食物可不只有供應熱量而已，還肩負提供身體所需營養的責任，當然前提是要「吃對食物」，不然就算吃到很撐很飽，身體還是處於飢餓的狀態。

這就好比吃吐司或吃泡麵可以很容易地降低飢餓感，但是要是餐餐這樣吃、天天這樣吃，身體很快就會因為缺乏營養而變得很空虛。為了健康著想，吃進去的東西不只要美味，還要符合均衡飲食原則。千萬不要為了逞一時口腹之欲，而忽略了該有的營養。

一般食物中的營養成分大概有 50 多種，通常又把這些營養成分分成六大基本營養素，包含脂肪、蛋白質、碳水化合物（醣類）、維生素、礦物質、水，每一項都有其功能，缺一不可。最好能餐餐都均衡攝取，而非當日攝取就滿足。

六大營養素散布在各種食物中，吃的東西種類要經常變換，盡可能去增加食物的多樣性，每餐內容都要變，不要天天吃一樣的店家，並且選擇當季在地的生鮮食物，這是為了防止食材運送時被汙染或栽種時刻意添加的藥物肥料。烹調時要節制用油，採汆燙、烤箱、乾煎、乾炒、水炒、水燜等烹調法。

01 吃東西既是欲望
更是本能

02 為什麼一天要吃「三餐」呢？

03 好想吃甜食的高壓警訊

04 日夜顛倒者可以怎麼吃東西？

05 蔬菜吃一堆為什麼還是便祕？

06 提升防癌力的超級蔬菜

一天要攝取多少熱量才算足夠？

　　想要知道自己一天應該攝影多少熱量，必須要知道怎麼計算自己的基礎代謝率（BMR），要算基礎代謝率很簡單，只要知道身高、體重與年齡，就能根據美國運動醫學協會提供的公式計算。

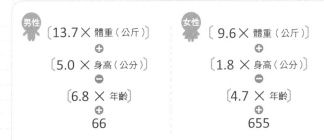

　　算出基礎代謝率（BMR）之後，根據自己主要日常活動的活動量多寡，就可以預估自己的每日總消耗能量（TDEE），這樣一來就知道一天吃多少熱量才恰當了。

活動量	活動量描述	TDEE 計算方法
久坐	辦公室的工作，沒什麼運動	BMR * 1.2
輕度活動量	每週輕鬆的運動 3～5 天	BMR * 1.375
中度活動量	每週中等強度的運動 3～5 天	BMR * 1.55
高度活動量	每週高強度的運動 6～7 天	BMR * 1.725
非常高度活動量	勞力密集的工作 或是每天訓練甚至一天訓練兩次以上	BMR * 1.9

▶ 聰明攝取不同且多種類的食物

六大營養素中的脂肪、蛋白質、碳水化合物（醣類）是身體主要的熱量來源。礦物質主要是維持人體生理機能的正常。維生素如其名，就是維持生命的要素。

1 蛋白質
負責組成細胞，建構與修補體內組織（如骨骼、器官、頭髮），亦是促進生長、發育的營養素。

2 脂　肪
主要負責供給身體熱量，維持體溫、保護內臟器官、保有皮膚彈性。也是促進脂溶性維生素吸收的功臣。

3 醣　類
又稱為碳水化合物，是人體熱量最大供應商。身體所需熱量約有六成以上，來自醣類轉化而成的葡萄糖。

六大營養素

4 維生素
有助身體合成消化酵素和激素，可以促進消化機能與營養吸收，使營養素及熱量有效利用。

5 礦物質
構造細胞組織、調節生理機能的重要元素，還能協助細胞更新與再生、維護人體的生長與能量代謝。

6 水
充足的水分能讓細胞正常運作，並有促進食物消化，維持體內循環、調節體溫的功能。

01
吃東西既是欲望
更是本能

02
為什麼一天要吃
「三餐」呢？

03
好想吃甜食的
高壓警訊

04
日夜顛倒者
可以怎麼吃東西？

05
蔬菜吃一堆為什麼
還是便祕？

06
提升防癌力的
超級蔬菜

　　長期間選擇單一食物，很容易因為固定一種或幾種營養素而營養失衡，新陳代謝會因此退化，導致身體機能變差。加上不同種類食物會互相影響，具融合作用，因而能完整消化與吸收，發揮最大效益。一旦跳脫均衡與多元的飲食，吃下去的食物恐怕難以滿足身體所需，變成「白吃白喝」了。

　　一日三餐挑選食物，不妨參考衛生福利部食品藥物管理署公告的國民飲食指標手冊內的「每日飲食指南」，其中就有針對人的飲食選擇給予六大類食物的建議分量：全穀根莖類 1.5 至 4 碗，蔬菜類 3 至 5 碟，水果類 2 至 4 份，豆魚肉蛋類 3 至 8 份，低脂乳品 1.5 到 2 杯，油脂類 3 至 7 茶匙，堅果種子類 1 份。

 那些吃東西教我的事

● 就算整天躺著不動，還是有最低熱量需求（基礎代謝率）
● 食物是熱量與營養的主要來源，可不是只有滿足口腹之欲
● 六大營養素散布在各種食物中，所以吃的種類要經常變換

02 爲什麼一天要吃「三餐」呢？

最近《一日三餐》韓國綜藝節目，紅透半邊天，這是邀請不同來賓體驗自給自足生活的實境節目。一日三餐這個詞聽起來似乎理所當然，從以前到現在大家都是這樣說的。那一天三餐可以集結成一大餐嗎？當然不行！

▶ 每隔 4 至 5 小時吃一餐最剛好

老一輩的人說的「一日三餐」，說的一點都不錯，這跟人體的消化系統運作有很大的關係。

推算人體的消化道排空速度，再扣除正常睡眠時間 8 小時，與晚餐後至睡眠前的空檔，一日三餐恰好平均分配在每 4 至 5 個小時吃一餐。不同食物（或營養素）在消化道中消化完成的速度不一樣，最長大概會有 4 至 5 個小時。

進食後，血液中的葡萄糖會升高，胰島會分泌胰島素降低血糖，系統作用完畢、胃部差不多排空的時候，飢餓素就會發出訊號，通知身體「該吃東西了！」抓準時間進

食，不讓消化道空檔過久，就不容易燃燒肝醣。這樣人體才能維持高新陳代謝（高基礎代謝率），正常地吸收營養與燃燒熱量。

一旦長期處於吃太少、挨餓的狀態，身體就會啟動防衛機制，開始降低每日所需的能量，人的新陳代謝能力會逐漸下降，只有下降才不會超出攝取進來的能量。於是，長久下來肌肉愈燒愈少，脂肪愈積愈多，進而落入愈減愈肥的惡性循環。

根據哈佛大學研究指出，進食時間不在晝夜節律下進行的話，血糖值一定會比平常高，也會影響胰島素分泌的多寡，不僅控制體重變困難，還可能成為三高危險群。

▶ 挨餓燃燒的不是脂肪，是肌肉啊！

很多人奉行「不吃則瘦」的方法，硬生生將一日三餐減為一日兩餐，甚至一天只吃一餐，以為挨餓就是瘦的第一步，這是嚴重錯誤的觀念。

當消化吸收作用進行地差不多，人類的代謝仍然繼續消耗能量，就會使血糖變低，要是空檔時間太久（餓太久），身體機制會停止消耗血液中的葡萄糖，畢竟血糖再

01 吃東西既是欲望更是本能

02 為什麼一天要吃「三餐」呢？

03 好想吃甜食的高壓警訊

04 日夜顛倒者可以怎麼吃東西？

05 蔬菜吃一堆為什麼還是便祕？

06 提升防癌力的超級蔬菜

低下去，真的會頭昏眼花，這迫得身體啟動替代能源（肝醣或蛋白質），使得新陳代謝力下降，反倒收不到健康減重的效果。

某些人在少吃、不吃或斷食一段時間會變瘦，是有可能的，但這樣獲得的減重效果只是曇花一現。瘦了，但是肌肉也少了，真正想減的（脂肪）還是賴在身上。然而，肌肉代謝燃燒的熱量是脂肪代謝的 10 倍以上。

挨餓的過程中隨著肌肉變少，能消耗的熱量也變少了。過度節食者在恢復正常飲食後，就容易產生溜溜球效應（Yo-yo effect），快速減重卻也迅速反彈。因此減肥不是玩「飢餓遊戲」，健康飲食與規律運動才是減重的長遠計畫。

我們身體內的細胞，時時刻刻等待進食後，食物分解的小分子提供營養，這些營養包含胺基酸、葡萄糖、脂肪酸、維生素、礦物質等各種不同的營養素。

所以說，吃的食物必須完整均衡，因為各種營養素之間，在組合之後，有加乘或互抗的結果。加乘可以讓細胞吸收更徹底，甚至可以針對某些疾病作防範，互抗則會抵消營養效果。例如甘藍菜和菠菜等蔬菜含鐵量高，兩者搭

01 吃東西既是欲望更是本能

02 為什麼一天要吃「三餐」呢？

03 好想吃甜食的高壓警訊

04 日夜顛倒者可以怎麼吃東西？

05 蔬菜吃一堆為什麼還是便祕？

06 提升防癌力的超級蔬菜

配食用能提高鐵的吸收率；茄子和螃蟹因為均為寒性食物，一起吃則可能導致腹瀉。

▶ 下午三點前吃午餐，有助燃燒熱量

三餐正常吃，而且均衡攝取各種食物，就能避免身體把熱量拿去合成脂肪並儲存，這是最有效率最能長久執行的減重方式。英國飲食協會（British Dietetic Association, BDA）經調查發現，早餐不定時吃的人，反而會比減重前增加將近 6.5 公斤。

《Obesity》的研究則發現，早上六點至九點四十五分之間攝取富含高蛋白質的早餐，可能會降低脂肪合成的機會，而且蛋白質能使飽足感持續較長的時間。

另一篇發表在《Obesity》的文章，是連續五個月、追蹤四百二十位體重過重者或肥胖者的研究，發現某部分受測者若能維持在下午三點前吃完午飯的習慣，體重下降的幅度相對明顯。這是因為午餐時間是身體可以消耗最多熱量的時間。

即使中午吃得再飽足，午餐大概在傍晚五、六點就會消化吸收完成，所以在七點前吃晚餐，是一個最佳時機，

也是一個最理想的時機。這個時間點到就寢前，還有很足夠的時間讓消化器官運作。但現實總是與理想不符，很多人搞不好七點才剛要下班而已。退而求其次，盡量不要晚過九點，太晚進食會干擾胃的運作與休息時間。

吃早餐
6:45-9:00

攝取富含高蛋白質食物，延長飽足感，降低脂肪合成機會

吃午餐
12:00-15:00

身體消耗最多熱量的時間。下午三點前吃完，體重下降幅度相對明顯

吃晚餐
17:00-21:00

最佳時段為晚上七點，最晚則不宜超過晚上九點

睡眠時間
23:00 以前

晚上 11 點到凌晨進入深層睡眠，有助於肝臟運作和促進體內激素分泌

01 吃東西既是欲望更是本能

02 為什麼一天要吃「三餐」呢？

03 好想吃甜食的高壓警訊

04 日夜顛倒者可以怎麼吃東西？

05 蔬菜吃一堆為什麼還是便祕？

06 提升防癌力的超級蔬菜

有些人為了減肥或省錢，乾脆不吃晚餐，忍到隔天早上睡醒才吃早餐。這樣從中午到隔天早上，身體有將近二十個小時處於禁食狀態。當早餐與中餐的食物在胃裡面消化完成後，仍會有些微的胃酸分泌，這會使胃壁漸漸被腐蝕，長期下來容易導致胃潰瘍，對胃腸道功能恐怕會造成損害。

人的健康是無價的，省掉晚餐那一頓，雖然可以省個幾塊錢、減個幾公斤，卻可能賠上不可回復的健康，真的是得不償失。

那些吃東西教我的事

● 「飢餓遊戲」的減重效果只是曇花一現（減掉的都是肌肉）
● 一日吃三餐能避免熱量被合成脂肪，導致體脂率居高不下
● 午餐消耗最多熱量。下午三點前吃完，減重效果加倍

03 好想吃甜食的 高壓警訊

當壓力荷爾蒙無法快速分泌，身體就不能即時做出反應。但要是腎上腺皮質醇分泌過多且持續處於高亢，各種健康問題與疾病都會應運而生。其中，最明顯的變化就是食欲增加──常常想吃東西。

▶ 碳水化合物最能滿足口腹之欲

人在壓力過大時，身體會分泌腎上腺皮質醇（Cortisol），來調適身體對外界的刺激反射，所以腎上腺皮質醇也被稱為「壓力荷爾蒙」。腎上腺皮質醇能促進身體的新陳代謝，並促使細胞釋放葡萄糖、胺基酸與脂肪，藉此提高身體的能量，用來對付突來的壓力。

碳水化合物是最快可以滿足食欲的營養素。不過，碳水化合物有好壞之分。一般來說，好的碳水化合物富含纖維素，如全穀類、蔬菜、豆類與低 GI 值（升糖指數）的水果（如木瓜、蘋果等）。這類型的碳水化合物在體內被吸收的速度較為緩慢，血糖不會一進食就迅速上升，胰臟分

01 吃東西既是欲望更是本能

02 為什麼一天要吃「三餐」呢？

03 好想吃甜食的高壓警訊

04 日夜顛倒者可以怎麼吃東西？

05 蔬菜吃一堆為什麼還是便祕？

06 提升防癌力的超級蔬菜

泌胰島素的速度也慢，脂肪就不致於囤積。

　　壞的碳水化合物像是精緻白米、白麵包、白麵條、甜食與高 GI 值的水果（如西瓜、葡萄等）。攝取這類型的碳水化合物雖然會立刻產生飽腹感，卻也會因為容易消化與吸收，在短時間內就再度感到飢餓而想要再進食。同時，影響了蛋白質、維生素、礦物質和膳食纖維的攝入，長久下來，將會導致營養不均衡、發育不良與易胖體質。

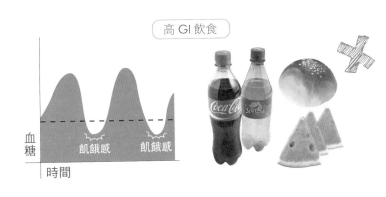

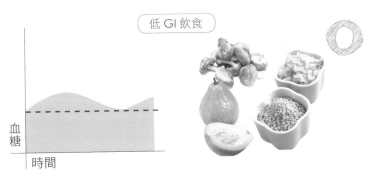

▲高 GI 值飲食與低 GI 飲食的血糖循環變化

餐餐都吃高 GI 值的食物，胰臟為了把血糖降到標準值，就得不斷地分泌胰島素，久而久之，當胰臟的工作量超過負荷，就可能累到直接「罷工」，這就是俗稱的胰島素阻抗。

當負責分泌胰島素的胰島細胞失靈、對血液中的糖分不再敏感，自然無法在需要的時候，分泌胰島素來維持血糖平衡，葡萄糖就無法送進細胞使用。改善胰島素阻抗的問題，除了可以避免糖尿病，也可以防止很多疾病的發生，例如心臟病、阿茲海默症、中風、脂肪肝、多囊性卵巢症候群與其他心血管相關疾病。

▶ 吃錯順序，讓人飯後昏昏欲睡

即使是正常身體狀況，胰島素不只會讓血糖降低，也會讓色胺酸進入大腦，致使人體製造出血清素。色胺酸與血清素都會讓人想睡覺。

進食時，咀嚼的第一口食物為碳水化合物，就是導致食物昏睡的第一步。碳水化合物在被強大的胃酸消化後，會進入腸道進行消化吸收作用，食物中的營養成分在此引發連鎖反應，一方面將營養送進血液與細胞，一方面則會產生能量，支撐整天的工作量。

01 吃東西既是欲望更是本能

02 為什麼一天要吃「三餐」呢？

03 好想吃甜食的高壓警訊

04 日夜顛倒者可以怎麼吃東西？

05 蔬菜吃一堆為什麼還是便祕？

06 提升防癌力的超級蔬菜

　　為了促進消化與吸收的作用，當食物進入胃部的時候，胃會同時產生胃泌素。當食物被排入進入小腸的時候，腸道中的細胞會分泌更多激素。這些激素會使身體功能發生變化，包括血流調節。接著，營養素會送入血液，身體攝取葡萄糖引起荷爾蒙變化。

　　此外，為了在體內傳遞養分，血液會大量地聚集到胃部和腸道，腦部的血液自然跟著減少，就會使人感覺到頭暈或疲倦。吃的東西若是以富含必需胺基酸、色胺酸的食物為主，如火雞肉、奶酪、豆腐或香蕉等，通常比較不會有「昏昏欲睡」的狀況。這是因為高蛋白質的膳食，會使大量的胺基酸進入大腦，而具有刺激的作用，思慮反而變得更敏捷更清晰。

　　德國科學家已經證實，含有高升糖指數的碳水化合物（意味著會迅速將血糖釋放到血液中的碳水化合物）會促進體內胰島素的分泌，好讓血糖下降至正常值。血糖飆高的時候，胰臟必須分泌更多的胰島素，這相對容易使多餘的葡萄糖留存在肝臟中，做為肝醣保存，待沒有進食時，拿來做血糖使用，另一部分則會被轉成身體脂肪來儲存，造成新陳代謝下降而增胖。

▶ 靠零食來紓壓解饞的危險警訊

雖然吃糖並不會直接導致糖尿病，但長期大量攝取甜食，會使胰島素分泌過多，造成內臟脂肪囤積，引起體內循環失調，慢性疾病因此就會發生。

另一方面，白糖的消耗與代謝需要多種維生素和礦物質來幫助，所以吃糖會讓部分維生素與礦物質（如鈣、鉀）缺乏，造成身體產生過多自由基，加速細胞老化。

短時間就能變成熱量的食物，往往一入口就有滿足感，就像很難戒斷的「零食」。不同以往調味都是來自天然，現代的食物多半是經過精製加工，使用大量的化學調味料，才讓人三不五時就要吃一些來解饞。

很多零食不只營養價值低，更含有大量油脂、糖、鹽（鈉）、香料和食品添加劑，濃郁的香味讓人願意去嘗鮮，而且一口接著一口，想停都停不下來。

以洋芋片來說，一包將近一千大卡的熱量，若再加上一日三餐，每天熱量都處於爆炸狀態，長久累積下來，不胖才怪。偏偏胖只胖了脂肪，那些該有的蛋白質、礦物質、維生素等都缺乏，對健康影響很大。

01 吃東西既是欲望更是本能

02 為什麼一天要吃「三餐」呢？

03 好想吃甜食的高壓警訊

04 日夜顛倒者可以怎麼吃東西？

05 蔬菜吃一堆為什麼還是便祕？

06 提升防癌力的超級蔬菜

　　若從小就「習慣」吃零食，發育肯定出問題。吃零食會妨礙胃腸規律活動，直接影響消化功能。加上零食口味重，會讓人味覺敏感度下降，日後要調整成健康的飲食模式會很辛苦。

　　最重要的是，零食會影響正常食欲，畢竟很多零食都是精緻的碳水化合物，餐與餐之間吃零食，反而吃不下三餐，不僅無法獲得正常營養供給，還容易有蛀牙。

　　人在高壓狀態下，會特別想吃甜食。壓力一大，就想靠吃東西紓壓的習慣，確實很難在短時間內改變。但嘴饞時，可以有更聰明的選擇，像是嘗試吃一些動植物性蛋白質，如蛋、牛奶或堅果，這些食物可以延長飽足感的時間，也有不錯的營養價值，才不至於大量吃進「空熱量」的食物，等於「白吃」一回。

那些吃東西教我的事

- 選擇低 GI 值飲食，胰島不過勞，養成不胖體質
- 先吃蛋白質血糖不飆高，活絡腦細胞，不會吃飽就想睡覺
- 謝絕甜食危害，解饞吃牛奶或堅果，反而能延長飽足感

04 日夜顛倒者 可以怎麼吃東西？

千萬不要為了得到更多時間就犧牲睡眠。打亂睡眠時鐘後，通常得花更多時間才能調回來。偏偏現代人很多為了生計不得不日夜顛倒，這時候，不妨透過一些營養素，來改善「睡不好」的狀況。

▶ 把握睡眠周期，才能睡飽又睡好

晚上十一點至凌晨三點，肝臟血液運行最旺盛。睡眠讓身體徹底休息，血液順利地抵達肝臟，所以這段時間常被視為睡眠黃金時間。不同於快速動眼時期，在這段期間眼球幾乎沒有運動，大腦活動下降到最低，是人體恢復精力最重要的時間，不但可以有效消除疲勞、對抗疾病，更可以提升學習效率。

睡眠是不能省的，不能為了得到更多時間就犧牲睡眠。打亂睡眠時鐘後，通常得花更多時間才能補回來。就像一個夜唱的人，該睡覺的時間跑去唱歌喝酒，通常不只隔天上班精神不濟，疲憊感甚至會持續三四天。

01
吃東西既是欲望
更是本能

02
為什麼一天要吃
「三餐」呢？

03
好想吃甜食的
高壓警訊

04
日夜顛倒者
可以怎麼吃東西？

05
蔬菜吃一堆為什麼
還是便祕？

06
提升防癌力的
超級蔬菜

　　長期下來，會增加罹病風險，就有研究指出，每晚只睡四小時的人會比有睡滿八小時的人，容易會有血壓問題，提高罹患心臟疾病的風險。

　　很多人習慣性賴床，認為多睡幾分鐘，精神會比較好。但睡眠專家打破了這說法。當準備起床時，睡眠狀態會進入快速動眼期，提醒身體要起床了。快速動眼期是身體「預備睡醒」的時期，以成人為例每週期為九十分鐘。若睡醒後重新入睡，下一個快速眼動期就是九十分鐘後了。

　　一個人該醒時貪心瞇個五分鐘十分鐘，就讓人從快速動眼期進入非快速動眼期（深沉睡眠），反而會愈睡愈累，除非賴床可以賴到九十分鐘，不然還是乖乖起床較好。

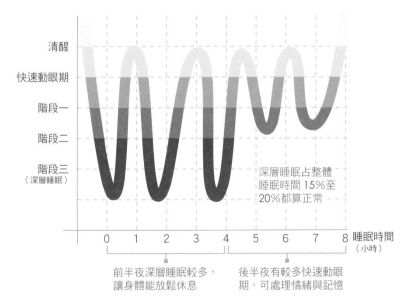

清醒

快速動眼期

階段一

階段二

階段三
（深層睡眠）

深層睡眠占整體睡眠時間 15%至20%都算正常

0　1　2　3　4　5　6　7　8　睡眠時間
（小時）

前半夜深層睡眠較多，讓身體能放鬆休息

後半夜有較多快速動眼期，可處理情緒與記憶

▶ 生長激素不是過了發育期就一無是處

生長激素有 70％至 80％是在睡眠時分泌。生長激素由腦下垂體分泌，又稱生長荷爾蒙，為胺基酸構成的蛋白質，是促進身體長高的重要物質。

生長激素在青春期達到高峰。生長激素的多寡，同時受生理時鐘而變化，以嬰幼兒來說，是在進入深度睡眠階段後大量分泌，約熟睡前 1 至 2 小時分泌最旺盛。

有研究報告指出，嬰幼兒在晚上 10 點至凌晨 2 點間釋放出來的生長激素比非睡眠狀態下高出三倍以上。過了嬰幼兒期的兒童、青少年與成人的生長激素，則在晚上 11 點至凌晨一點分泌最多。

生長激素除了影響生長發育，也攸關細胞再生、活化，且能修補受損組織，提高人體免疫能力與抑制肥胖，而且因為能穩定情緒，對睡眠品質有很大的幫助。所以生長激素不只發育期需要，人生任何階段都很需要。

生長激素是一種荷爾蒙，均衡且足夠的營養可以促進分泌。蛋白質可以調節荷爾蒙的生成，但要懂得選擇優質蛋白質，最好每餐都有動植物性蛋白質各一種。

01 吃東西既是欲望更是本能

02 為什麼一天要吃「三餐」呢？

03 好想吃甜食的高壓警訊

04 日夜顛倒者可以怎麼吃東西？

05 蔬菜吃一堆為什麼還是便祕？

06 提升防癌力的超級蔬菜

脂肪中的「Omega-3 不飽和脂肪酸」是荷爾蒙的前驅物，可以調節分泌。礦物質中的鈣、鋅、鎂尤其要充分攝取，鈣可以使荷爾蒙穩定分泌，鋅可以刺激荷爾蒙生成，鎂則可以防止鈣的流失。

促進荷爾蒙正常分泌的營養素

營養素	種類	優質食物建議
蛋白質	植物性	豆干、豆腐、豆漿、毛豆、冬粉、香菇、杏鮑菇、榛果、核桃、杏仁、腰果、黃豆
	動物性	魚肉、牛奶、雞蛋
脂肪	Omega-3 不飽和脂肪酸	魚油、亞麻仁籽油、奇亞籽油、紫蘇油、魚肉、腰果、杏仁、芝麻、腰果、胡桃、南瓜子、核桃、杏仁果、榛果、黑芝麻
礦物質	鈣	牛奶、乳酪、海藻、榛果、蓮子、豆芽、秋葵
	鋅	蛤蜊、牡蠣
	鎂	菠菜、甜菜、甘藍菜

▶ 無法在精華時段睡覺可以怎麼吃？

現代人很多無法在精華時間入眠，有的人可能因為工作輪班的關係，為了生計不得不日夜顛倒，有的人則可能是生心理方面的疾病，導致難以入睡，甚至失眠。

這時候，可以透過一些營養素的補充，來改善「睡不好」的狀況，或盡可能降低對生理機能的負面影響。

首先，先嘗試看看增加日常的活動量或運動量，白天透過運動紓解心理的壓力，也能讓生理因此感到疲憊，該睡覺時，自然會比較好入睡。

另外，透過補充含有維生素 B 群、鈣、鉀、鎂、鋅、銅、錳、硒等食物，對於紓壓或調節神經運作有正面幫助。保健品的補充也是很好的方式，建議選擇含有維生素 B 群和含有褪黑激素的食品。

維生素 B 群可以改善壓力緊張的問題。鈣能調節神經傳導物質的傳導，有鬆弛神經、安穩睡眠的作用。鉀也可以幫助正常的神經傳導、撫平壓力、穩定血壓。鎂可以減緩焦慮、紓解壓力，能協同鈣的作用，幫助入睡。鋅、銅、錳、硒也是安定神經的營養素。

01 吃東西既是欲望 更是本能

02 為什麼一天要吃 「三餐」呢？

03 好想吃甜食的 高壓醫訊

04 日夜顛倒者 可以怎麼吃東西？

05 蔬菜吃一堆為什麼 還是便祕？

06 提升防癌力的 超級蔬菜

早起不貪睡，是讓人一整天清醒有活力的條件之一。以人體的生理時鐘來說，晚上 10 點是最容易入眠的時間，這個時間點上床睡覺，有助於讓自己在 11 點前入眠。

在晚上 11 點至凌晨 1 點進入深層睡眠，有助於肝臟的運作和促進生長激素的分泌，若能再透過均衡的營養攝取輔助，就可以有效達到紓解壓力、調節荷爾蒙、穩定情緒等目標，這些都能讓人擁有更好的睡眠品質。

 ┤ 那些吃東西教我的事 ├

● 除非賴床可以一口氣賴九十分鐘，不然只會愈賴床愈累
● 任何階段都需要生長激素，睡好覺能促進激素分泌
● 無法好好睡覺的人，營養的補充更不能馬虎

05 蔬菜吃一堆 為什麼還是便祕？

滿肚子殘渣（大便）清不掉，實在讓人懊惱又心情不好。為什麼蔬菜都吃這麼多了，還是千呼萬喚「屎」不出來啊！排便不順不只是減重大敵，對健康也不好。長年排便不順，還容易有吸收方面的問題。

▶ 想要天天「順便」4 要素

把食物吃下肚子之後，沒有被消化或不能被消化的東西就會成為「廢棄物」，並被推往肛門，以糞便形式排出。體質、生活壓力、疾病、飲食習慣等，都是引發便祕的因素。若有便祕的狀況，最好先求助醫生，確認是否是腸胃道相關疾病所造成，以避免延宕就醫，小症狀拖成大病。

排除疾病因素造成的便祕之後，透過生活作息與飲食習慣的改變，多半都可以減輕便祕症狀。想要天天「順便」，光靠蔬菜是不夠力的。針對以下 4 個要素去調整，改善便祕就能事半功倍，順便到底。

01 吃東西既是欲望，更是本能

02 為什麼一天要吃「三餐」呢？

03 好想吃甜食的高壓警訊

04 日夜顛倒者可以怎麼吃東西？

05 蔬菜吃一堆為什麼還是便祕？

06 提升防癌力的超級蔬菜

❶ 攝取膳食纖維

膳食纖維的確是解便祕的得力助手，攝取食物纖維太少，是造成腸道內固態穢物堆積的最主要原因之一。纖維素大多存在蔬菜中，但仍要尋找其他的來源，像是水果或全穀物。膳食纖維分為水溶性纖維與非水溶性纖維，水溶性纖維是促進腸道蠕動的幫手，但需要足夠水分才可以讓腸道中的糞便膨脹、柔軟，並順利排出體外。非水溶性膳食纖維則是可以增加排便量，抑制腸內壞菌滋生，及消除毒素與致癌因子。但因為非水溶性膳食纖維無法溶於水，若沒有補充足夠水分，反而會造成「滿肚子大便」大不出來的窘況。

❷ 補充足夠水分

食物經胃酸作用成了食糜後，會先進到小腸吸收營養素，接著殘渣會被推往大腸，此處會再吸收 15% 的水分，脫水後的殘渣就形成糞便。很多人因為排便困難而肛裂劇痛，甚至刻意忍耐便意，久而久之就變成惡性循環了。大便在體內待愈久，水分就會被持續脫乾，會造成糞便更乾硬，而發生便祕的症狀。要是大嗑蔬果、補充大量纖維，卻沒有喝水，等於少了潤滑劑，讓糞便堅硬如石，更難排出。

❸ 刺激腸道蠕動

　　除非有先天性大腸激躁症，否則在正常狀況下，大腸會自行蠕動，並有強烈的蠕動波刺激排便。萬一大腸蠕動速度減緩，廢物就卡住，動彈不得之下就會出現便祕症狀。這時，可以透過外力來改善，像是運動或按摩肚子等都是不錯的方法。此外，食用某些食物也能恢復或促進腸胃的正常蠕動，像是富含膳食纖維的奇異果與亞麻籽、刺激腸道收縮的咖啡等。

❹ 適量油脂

　　大便乾硬致使便祕發生，除了是水分攝取不足，很常是因為欠缺油脂，尤其會發生在減肥的人身上。很多減肥者把油脂視為發胖元凶，於是只吃水煮食物或習慣吃東西前都要用湯水洗掉油脂，導致油脂攝取不足，除了便祕之外，還可能發生月經失調、皮膚粗糙、膽結石等症狀。雖然油脂的熱量很高（1 公克的油脂有 9 大卡熱量），吃多一定會胖，但是適量攝取好油，如玄米油、苦茶油、橄欖油等植物性油脂，才能增加腸道潤滑度，有效防止便祕。事實上，我們每天需要油脂提供身體 25％ 至 35％ 的熱量。

【 天天「順便」4 要素 】

1 補充足夠水分

排便最重要的潤滑劑。食物在消化過程，水分會大量被消耗，脫水後的殘渣形成糞便。大便在體內待愈久，水分就會持續流失，造成便祕惡性循環。

2 攝取膳食纖維

解便祕的得力助手。蔬菜、水果、全穀物都是膳食纖維良好來源。水溶性纖維有效促進腸道蠕動，但若水分攝取不足，可能會有反效果。

3 刺激腸道蠕動

正常狀況的大腸會自行蠕動。萬一大腸蠕動速度變慢，廢物就卡住了。透過外力可以改善腸道蠕動變慢的問題，像是運動或按摩肚子都是不錯的方法。

4 補充適量油脂

欠缺油脂也會導致便祕。油脂熱量很高，適量攝取好油，才能增加腸道潤滑度，有效防止便祕。

01 吃東西既是欲望更是本能

02 為什麼一天要吃「三餐」呢？

03 好想吃甜食的高壓警訊

04 日夜顛倒者可以怎麼吃東西？

05 蔬菜吃一堆為什麼還是便祕？

06 提升防癌力的超級蔬菜

▶ 提高排便力的 5 個小習慣

一般而言，要是一週內的排便次數少於 3 次，或明明就食量正常卻排便量少、大便缺乏水分（過硬或呈顆粒狀）、排便出現困難（需要比平常更用力）等情形，就很可能是便祕了。根據統計，超過五成的上班族有便祕問題，女性尤其嚴重。造成便祕的原因非常複雜，主要是功能性便祕。

舉凡飲食不當不均衡、水喝太少或把飲料當水喝、長期服用藥物的副作用影響，到缺乏身體活動、沒有規律運動、生活習慣不佳、壓力太大等，都可能是便祕的始作俑者。如果想要改善排便不順的問題，可以嘗試從下面 6 個方法開始。這幾個方式都是簡單而且方便執行，照著做，就不會再滿肚子大便了。

❶ 天天吃早餐

長期不吃早餐的人，很容易有便祕問題發生。不吃早餐等於前一天晚餐之後，一直到隔天中午吃中餐前，將近 12 個小時腸胃都沒有蠕動。早餐時間進食，可以引起胃與結腸的反射作用，促進腸子蠕動，幫助排便。所以就算趕著上班上課，還是多少要吃一點東西墊墊腸胃，像是全麥吐司、水煮蛋、即溶麥片等，都是便利的好選擇。

01 吃東西既是欲望更是本能

02 為什麼一天要吃「三餐」呢？

03 好想吃甜食的高壓警訊

04 日夜顛倒者可以怎麼吃東西？

05 蔬菜吃一堆為什麼還是便祕？

06 提升防癌力的超級蔬菜

❷ 空腹喝油

　　每天早上起床時，空腹喝 10 克的苦茶油再喝水。油脂熱量高出蛋白質與醣類很多（1 克油脂有 9 大卡熱量），吃多一定會胖，但攝取好油除了增加營養素，也對腸道有潤滑功能。

❸ 多喝水

　　養成早上起床後、吃早餐前，空腹喝一杯溫水（約 30℃）的習慣。正常情況下，每天至少要喝 2000 至 3000ML 的水。這裡說的水，是沒有調味的白開水，不要把飲料算進去了。

❹ 按摩與運動

　　早上起床後或睡上睡覺前做些促進腸道健康的運動，如腹部按摩、深呼吸或踢腿等。每天找時間快走 30 分鐘，促進新陳代謝與腸道蠕動。運動後記得喝 600ML 的溫開水。

❺ 維持好心情

　　現代人為了工作、家庭、生計，壓力通常不小。過度的壓力與操勞會因為處於緊張與不安，而使腦部或腸道的自律神經失調。所以要找到適合自己的紓壓方式，隨時保持好心情。

▶ 外食族如何吃足一日所需纖維素？

許多研究資料顯示，缺少纖維質會讓食物殘渣在腸道中的停留時間會延長，增加與腸壁黏膜接觸機會，進而導致壞菌滋生而致癌，易引起大腸癌或其他病變。

反之，適量纖維質則會改變腸內微生物的種類及數目，降低致癌物或有害物質的濃度，促進腸道蠕動，加速廢物排出，預防或降低腸道疾病的罹患率。

一個成人每天至少要吃 20 至 25 公克的膳食纖維才算足夠（孩童攝取建議量則是年齡加 5），過多過少都不好，過多對鈣、鋅、鐵等礦物質吸收會有負面影響。

一般外食族纖維質嚴重不足。每天 3 碟蔬菜、2 份水果是最低標準。因此若不得不外食，最佳選擇是自助餐，才能選擇多吃蔬菜，最好能吃 2 種以上。要不就是在便利商店多買一盒生菜沙拉和水果，下午當點心吃。

由天然食物中攝取「膳食纖維」是最好的選擇。因為人工製造的纖維錠、纖維粉等食（飲）品，通常無法包含膳食纖維的所有好處，還多半添加糖、化學成分。一般來說，蔬果類、全穀類、豆類等植物性食品，多半含有膳食纖維；動物性食品（如肉類）則完全不含膳食纖維。

01 吃東西既是欲望更是本能

02 為什麼一天要吃「三餐」呢？

03 好想吃甜食的高壓警訊

04 日夜顛倒者可以怎麼吃東西？

05 蔬菜吃一堆為什麼還是便祕？

06 提升防癌力的超級蔬菜

這也是為什麼大部分「愛吃肉，不吃菜」的人，便祕問題總會特別嚴重。

建議多選吃高纖蔬果，效果更好。高纖蔬菜像是小黃瓜、竹筍、空心菜、甘藍菜、四季豆、胡蘿蔔，或盡量選擇蔬菜的梗、莖部分食用。纖維質高的水果通常富含豐富果膠，如柳丁、梨、番石榴、棗類、蘋果、奇異果、香蕉等，這些水果可以刺激腸胃蠕動，促進食物快速通過消化道。

各類食物中，我尤其推薦高纖低熱量的菇蕈、海藻類，除了膳食纖維含量豐富，能維持消化道正常機能，也能讓大腸內環境提升（預防疾病），避免脂肪累積，像是木耳、香菇、金針菇、紫菜（海苔）、海帶（昆布）等食物，都是很不錯的選擇。

吃水果的時機點各派都各有主張，但水果多半糖分較高，為了避免血糖值快速上升，不致讓胰臟快速分泌胰島素，最好的時機點是飯後食用。

〖 膳食纖維的七大好處 〗

1
加強咀嚼需求
讓食物能與唾液充分混和，幫助消化

2
產生飽足感
延緩胃和小腸的排空時間，避免剛吃飽又覺得餓

3
促進腸胃蠕動
減少糞便在腸道間的停留時間

4
增加糞便體積
將膽汁酸和致癌性等有害物質，排出體外

5
腸道益菌變多
增加腸道內益菌，並減少壞菌與害菌

6
抑制血糖
防止飯後血糖飆升，降低血中脂肪濃度

7
排出鈉離子
降低鹽分吸收，促使鈉離子排出（有降血壓的效果）

01 吃東西既是欲望更是本能

02 為什麼一天要吃「三餐」呢？

03 好想吃甜食的高壓警訊

04 日夜顛倒者可以怎麼吃東西？

05 蔬菜吃一堆為什麼還是便祕？

06 提升防癌力的超級蔬菜

　　若無法從飲食中獲取足夠的纖維質，適量補充纖維粉是可以考慮的選項。纖維粉由天然食物纖維製成，纖維含量高達 90％。最天然的纖維粉就是印度洋車前子（Psyllium），含有桃葉珊瑚甙（Aucubin）、酵素、脂肪、黏膠質（Mucilage）等，是純天然的植物纖維來源；另外菊苣纖維也是天然優質的膳食纖維。

　　洋車前子外殼含有豐富的水溶性纖維，遇水會膨脹形成數十倍的凝膠團，能增加飽足感、降低熱量攝取。吃進體內後，可吸收其重量數倍的水分，形成果凍狀黏稠物質，增加糞便含水量與體積，軟化糞便，避免便祕，使腸道正常排空。此外，美國食品藥物管理局（FDA）在 1980 年即聲稱洋車前子的可溶性纖維能降低心血管疾病危險。

 那些吃東西教我的事

● 只有拚命吃蔬菜，可能便祕沒改善，反而還會更嚴重
● 油脂是腸道的潤滑劑，適量攝取好油，增加排便力
● 吃早餐是提醒睡了一晚的腸道「今天要開工囉！」

06 提升防癌力的超級蔬菜

根據經濟合作暨發展組織（OECD）的統計數據，臺灣的癌症發生率在全球 45 個國家中排名第 10 名。癌症已經連續 36 年登上國人十大死因之首。癌症雖非不治之症，依舊人見人怕。聰明挑選食物，就可以提升身體防癌力。

▶ 蔬菜這樣挑、洗、煮，鮮度營養都保存

❶ 當季盛產蔬菜：新鮮、便宜、農藥少

買菜時，最好挑選當季盛產蔬菜。一般而言，植物會適應氣溫、溼度等條件，生長出最適合當時環境的作物，蔬菜亦是，因此，當季盛產的蔬菜不只新鮮，也因生長條件佳，農藥的使用量也會降低，加上產量充足，價格自然合理。

❷ 大量清水沖洗，不用死水浸泡

市面上的蔬菜（有機蔬菜外）為了預防、驅離、減輕蟲害，種植過程中，多少會使用農藥，因此，烹飪前務必徹底清洗。葉菜類、根莖類（先剝除最外層）都得用大量

01
吃東西既是欲望
更是本能

02
為什麼一天要吃
「三餐」呢？

03
好想吃甜食的
高壓警訊

04
日夜顛倒者
可以怎麼吃東西？

05
蔬菜吃一堆為什麼
還是便祕？

06
提升防癌力的
超級蔬菜

清水沖洗後再切。若實在不放心清水沖洗的效果，不妨把蔬菜放在容器裡，撒上些許鹽巴，並用流動、大量的水加以沖洗。

❸ 烹調蔬菜用「水炒」，營養保存好周到

蔬菜的營養素不太好保存，一方面是大部分蔬菜（尤其葉菜類）容易爛，一方面是烹調時的高溫，或多或少會讓營養流失。唯有以新鮮、完整的蔬菜作為食材，以恰當的方式烹調，才能留住最多營養。務必記住，每次煮適當的量就好，因為蔬菜的營養素，會隨著一而再、再而三的加熱，流失殆盡。

國外偏好的蔬菜「生食」，雖說能保留較完整營養，但若沒清洗乾淨，細菌、蟲卵、寄生蟲、農藥等，搞不好也會一起吃下去；若腸胃不好，生吃蔬菜也會出現消化不良的情況。所以，我建議蔬菜還是加熱之後再吃。我最推薦「水炒」方式，其次是「汆燙」。

▶ 高麗菜：內建防癌配方，還能健胃整腸

高麗菜又名甘藍菜、包心菜，有綠白色與紫紅色兩種。其中綠白色高麗菜是五色蔬菜中顏色最淡的一種，具有極高的營養價值。高麗菜屬於十字花科，含有豐富的吲哚化

合物（indole），最大效益在強化人體的免疫系統，具有很好的防癌能力。

吲哚化合物這種物質能使人體產生一種酶，而降低致癌物質的毒性，進而抑制癌細胞的分裂與生長，並幫助身體性激素能正常代謝，能有效預防大腸癌、結腸癌、乳腺癌、子宮頸癌及攝護腺癌的發生。

高麗菜的膳食纖維含量很高，每 100 克約有 1.8 克的食物纖維，可以有效促進腸胃蠕動，對改善排便問題很有幫助。除此之外，高麗菜具有豐富的維生素 K、維生素 U、維生素 C 和礦物質，其中不只鈣含量極為豐富，鐵、磷的含量在各種蔬菜中也名列前茅。

脂溶性維生素 K 能協助凝血（預防內出血），又能與鈣相輔相成，維持骨骼健康。維生素 U 能保護黏膜細胞及解毒，並能修復體內受傷組織，預防與改善胃潰瘍與十二指腸潰瘍，且具有抑制胃酸分泌的功能。

高麗菜屬低 GI 食物，升糖指數只有 23。低升糖指數的食物特性為醣類含量低，消化速度較慢，血糖比較不易升高，但還是要留意烹煮方式，同樣食物由於烹調、製作方式不同，也會影響升糖指數。

01 吃東西既是欲望 更是本能

02 為什麼一天要吃「三餐」呢？

03 好想吃甜食的高壓警訊

04 日夜顛倒者可以怎麼吃東西？

05 蔬菜吃一堆為什麼還是便祕？

06 提升防癌力的超級蔬菜

臺灣一年四季都可以種植高麗菜，而且幾乎每個季節的高麗菜都很鮮甜，不論是生食或熟食，簡單調味就很可口。唯一需要注意的是高麗菜的鉀質含量高，腎臟功能不好的人，要適量攝取。根據專業建議。正常男性每天鉀建議攝取量約 2951 毫克，女性約 2584 毫克。

▶ 茄子：豐富花青素是最強抗氧化劑

蔬菜不是吃綠色的就好，而是白、黃、綠、紅、紫色五種顏色的蔬菜都要吃，不同顏色有不同的營養，茄子就是屬於紫色蔬菜之一。茄子是茄科茄屬一年生草本植物，熱帶為多年生。顏色大多為紫色，少部分為紫黑色，形狀則各式各樣。

其實，只要是紫色（紫紅色）或藍色的蔬菜、水果，都富含豐富的花青素，像是紅龍果、藍莓、紫薯、紫色甘藍菜等。花青素是最強的抗氧化劑，可以協助清楚體內自由基，讓細胞不被有害物質傷害，也有抗發炎與抗癌的作用。不僅如此，研究顯示花青素能保持心血管的彈性，抑制脂肪細胞生成與減少脂肪增加與累積。

除了花青素，茄子還有維生素 A、B 群與維生素 C、維生素 P，礦物質鈣、磷、鎂、鉀、鐵、銅，與脂肪、蛋白

質等營養素。膳食纖維與皂甘，有助於降低膽固醇。紫色的外皮含有抗自由基的多酚類植物化學素，現代科學已知其中「龍葵素」能抑制消化系統腫瘤的增殖。

挑選茄子時建議要挑選果皮光亮的紫紅色，形狀要飽滿有彈性，表面沒有凹洞或挫傷。底部若過於膨大，表示較成熟老化，會影響口感。還未切開或未經水洗的茄子可放於塑膠袋內冷藏，保存個 3 至 4 天沒問題。茄子容易蒸煮，煮八分熟後冷卻放入冷藏，要吃的時候取出切片，沾點醬油膏和蒜末就很美味，是上班族便利優質的飲食選擇。

▶ 地瓜葉：擁有驚人營養價值的庶民蔬菜

提到地瓜葉，有人的第一印象可能是「給豬吃的！」在以前的農業時代，地瓜葉確實是給豬吃、沒人要的「豬菜」，只有貧困的家庭才會逼不得已煮來吃。這是因為地瓜葉生命力非常強韌，生長速度又快，幾乎可以說是隨種隨長。由於不需要農藥，還可以隨意摘取就煮來吃。

近幾年來，地瓜葉可以說是「鹹魚翻身」，身價水漲船高，但售價依舊親民。這是因為有愈來愈多研究發現，地瓜葉的營養價值很高，被公認為 CP 值超高的蔬菜。

01 吃東西既是欲望 更是本能

02 為什麼一天要吃 「三餐」呢？

03 好想吃甜食的 高壓警訊

04 日夜顛倒者 可以怎麼吃東西？

05 蔬菜吃一堆為什麼 還是便祕？

06 提升防癌力的 超級蔬菜

　　地瓜葉富含膳食纖維，可以幫助腸胃蠕動，使排便順暢。其中還有維生素 A 和胡蘿蔔素可以增強視力、維生素 C 可以避免感冒、維生素 E 可以抗氧化、去除自由基、降低膽固醇。

　　另外，地瓜葉含有豐富的鉀、鈣、鎂等礦物質，其中鎂可以促進心臟、心血管健康，促進鈣質的吸收和代謝，防止鈣沉澱在組織、血管內。

　　地瓜葉與牛肉搭配食用，可以增強鐵質的吸收。鐵質是形成紅血球中血紅素的重要元素，所以又被稱為女人營養素。補充鐵質可以改善貧血問題，每 100 公克的地瓜葉，鐵質含量就有 1.5 毫克，算是含量很高。加上地瓜葉的草酸含量很低，不會抑制人體對鐵質的吸收，對於吃素的人來說，更是補鐵的良好來源。地瓜葉屬於高鉀食物，有助於血壓控制，但腎病患者要避免生飲地瓜葉汁。

那些吃東西教我的事

● 高麗菜中的維生素 K 與鈣相輔相成，有助維持骨骼健康
● 花青素是最佳抗氧化劑，可保持血管彈性、防止脂肪累積
● 無法吃到很多種菜，那一定要選營養素超多的地瓜葉

營養與疾病

07 自由基是
衰老的最大凶手

隨著年歲堆疊，身體變得虛弱、疾病叢生、身體發炎、產生癌症，但這可以不是人生必經之路。每一次呼吸都會產生自由基，但每口食物也可能得到抗氧化物對抗自由基！

▶ 自由基是人體內的暴力分子

我們在呼吸時，氧氣會大量進入體內，使得醣類、脂肪在人的身體中代謝而形成熱量，此時便有約 2％的氧氣會使細胞氧化，成為自由基。

自由基是一種離子，因為電子組態不成對，所以必須去搶其他細胞的電子配對，進行無差別攻擊，行為可以說是非常惡霸。在進行「配對」的過程中，自由基會與體內細胞組織產生化學作用，也就是所謂的「氧化」。

當自由基量少時，它可以消滅外來細菌，同時遭受攻擊的體內細胞則可以藉由蛋白質修補，抗氧化物也能抵銷

07
自由基是衰老的
最大凶手

08
最強抗氧化劑：
植物化學素

09
防癌抗老首選
非多酚莫屬

10
腸道菌好壞
影響身心健康

11
阿茲海默症是
大腦得了糖尿病？

12
高鈉低鉀是
慢性病的前奏曲？

傷害。然而一旦數量超過平衡，身體的細胞便會不斷遭受攻擊，細胞膜、蛋白質、DNA 的構造都會被破壞，變得越來越脆弱。從頭到腳，無論是什麼器官或組織，一旦被自由基攻擊，就會出問題、產生疾病。

當過多的自由基攻擊不飽和脂肪酸，便會引起脂肪過氧化作用，造成血管硬化、狹窄。若是破壞蛋白質分子、氧化體內的酵素干擾其活性，就會造成蛋白質活性與負責代謝作用的酵素活性降低、細胞中的粒線體功能退化，變得難以代謝脂肪，形成易胖體質。萬一腦部受到攻擊，就會造成腦細胞老化、訊息傳遞出問題。自由基攻擊牙齒的牙周組織，分解骨頭的細胞和介面的基質，就會造成牙周病和相關癌症。

自由基在細胞間傳遞，被攻擊的細胞（被搶奪電子）又去攻擊下一個細胞，便產生連鎖過氧化反應。受到刺激的單核白血球及巨噬細胞也一起不正常反應，開始釋放發炎原，就會引起發炎反應。

這樣一來，嘴破、青春痘、口臭、肥胖、過敏、免疫功能下降、情緒不良、記性衰退、心血管疾病、代謝症候群、失智症、關節炎等以慢性發炎反應為主要症狀的疾病就會出現。

自由基除了藉由新陳代謝人體自然產生外，飲食、生活習慣、環境汙染和病毒感染也會使自由基數量加劇。飲食不良如營養不均衡、愛吃油炸物，又或作息不正常、繁忙壓力下的急躁、焦慮、鬱悶、緊張等負面情緒，都會刺激自由基產生。

可能沒想像中好的活性氧（ROS）？

　　很多人聽到活性氧可能會覺得是「好的物質」，但事實上大量的活性氧可能對身體造成危害。

　　活性氧類是生物有氧代謝過程中的一種副產品，為含氧的化學活性分子，包括氧離子、過氧化物和含氧自由基等。人體中的自由基有 95% 以上為氧自由基。非自由基的活性氧會在自由基反應中產生，也可以直接或間接地觸發自由基反應。

　　活性氧來自自然水中的氯氣（自然水氯含量因為低於政府規定標準值，應是不影響人體）及食品添加物和生活用品。衛生用品也含有大量的化學藥品，例如洗衣劑、沐浴乳、洗髮精、潤絲精、清潔劑。像菸草的煙霧、農藥、戴奧辛等環境汙染物質也會產生活性氧；激烈運動、身心長期受到強大的壓力、紫外線照射等情況，也是活性氧發生的因素。

　　綜上所述，活性氧真可以說是無所不在。

07
自由基是衰老的
最大凶手

08
最強抗氧化劑：
植物化學素

09
防癌抗老首選
非多酚莫屬

10
腸道菌好壞
影響身心健康

11
阿茲海默症是
大腦得了糖尿病？

12
高鈉低鉀是
慢性病的前奏曲？

▶ 人體擁有對抗自由基的保全系統

　　自由基產生的原因無所不在，身體自然也有自己的防禦機制。人體對抗自由基的方法，其中之一是自行製造超氧化歧化酶（SOD）、穀胱甘肽過氧化酶（GSH）、過氧化氫酶（catalase）。超氧化歧化酶在銅、鋅的結合作用下，會將自由基變成過氧化氫和氧，人體藉著硒製造出的穀胱甘肽過氧化酶則將過氧化氫變成水和氧，而過氧化氫酶在鐵的輔助下，也將過氧化氫變成水和氧。人體細胞膜的構成物質之一，也就是卵磷脂，同樣可以對抗自由基。

〔人體抗氧化酵素系統〕

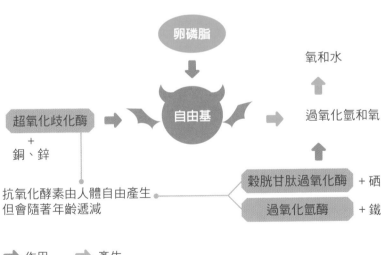

卵磷脂

氧和水

超氧化歧化酶
＋
銅、鋅

自由基

過氧化氫和氧

穀胱甘肽過氧化酶 ＋ 硒

過氧化氫酶 ＋ 鐵

抗氧化酵素由人體自由產生
但會隨著年齡遞減

➡ 作用　　➡ 產生

雖然並不是所有的自由基都對人體有害，但過量確實是會對健康產生危害，造成疾病。根據醫學研究顯示，人體的老化、器官的退化和疾病的發生，罪魁禍首極有可能就是自由基，包括多年以來攻占十大死亡原因之首的癌症。

人體的自由基種類很多也很複雜，有的是體內自行合成，有的是在新陳代謝的過程中產生，有的則來自外界環境的影響。透過前面提到的抗氧化系統，可以清除部分的自由基，降低後續造成的危害。

我們要如何有效增強身體中的抗氧化酵素系統呢？適度的有氧運動，可以使我們身體中的穀胱甘肽過氧化酶增加。攝取海鮮和內臟類可以補充銅、鐵、鋅、錳、硒，活化超氧化物歧化酶、穀胱甘肽過氧化酶和過氧化氫酶，更有效減少自由基。另外，時常保持好心情也能減少身體自由基的產生。

然而，體內的抗氧化系統效能會隨著年齡上升而遞減，大約中年時，人體的抗氧化酵素活性會漸漸衰退，所以補充抗氧化物來助戰，就變得非常重要。其中包括維生素 C、維生素 E、花青素、蝦紅素等，都是被公認具有抗氧化特性的營養素，平常飲食中建議多加攝取與補充。

07 自由基是衰老的 最大凶手

08 最強抗氧化劑： 植物化學素

09 防癌抗老首選 非多酚莫屬

10 腸道菌好壞 影響身心健康

11 阿茲海默症是 大腦得了糖尿病？

12 高鈉低鉀是 慢性病的前奏曲？

　　自由基使細胞氧化，而食物中可以抵銷氧化的物質，就是抗氧化物。蔬菜、水果、全穀根莖類皆含有抗氧化物質，可以直接清除自由基，包括抑止細胞基因的傷害、避免細胞受損或癌化、抗衡紫外線、防範腦部或皮膚等器官組織受到自由基攻擊。

　　除了直接作戰，抗氧化物也可以發揮輔助效果，提高抗氧化酵素的活性、減少體內抗氧化物質的消耗，幫助人體自行產生抗氧化酵素、代謝自由基，減少人體清除自由基的難度。

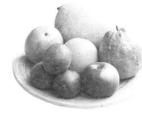

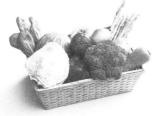

蔬菜水果中富含豐富的抗氧化物質，平常應該適量攝取，降低自由基造成的健康危害。

【 重要的抗氧化營養素 】

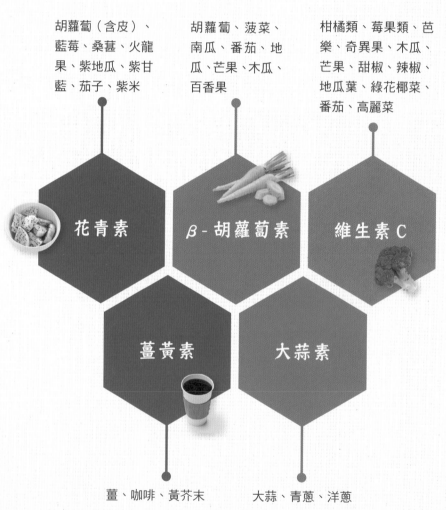

胡蘿蔔（含皮）、藍莓、桑葚、火龍果、紫地瓜、紫甘藍、茄子、紫米

胡蘿蔔、菠菜、南瓜、番茄、地瓜、芒果、木瓜、百香果

柑橘類、莓果類、芭樂、奇異果、木瓜、芒果、甜椒、辣椒、地瓜葉、綠花椰菜、番茄、高麗菜

花青素

β-胡蘿蔔素

維生素C

薑黃素

大蒜素

薑、咖啡、黃芥末

大蒜、青蔥、洋蔥

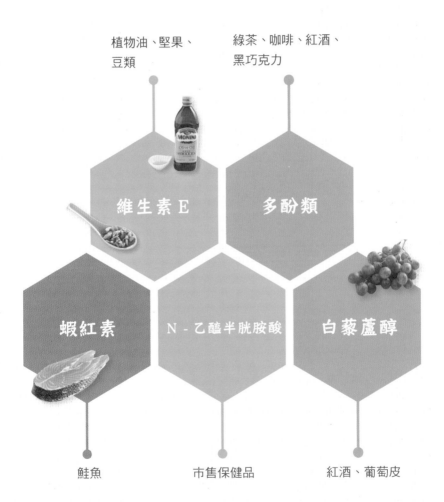

植物油、堅果、
豆類

綠茶、咖啡、紅酒、
黑巧克力

維生素E

多酚類

蝦紅素

N‐乙醯半胱胺酸

白藜蘆醇

鮭魚

市售保健品

紅酒、葡萄皮

▶ 對抗自由基的最佳外來戰友

在所有抗氧化物當中，茄紅素相當有名。番茄、西瓜、葡萄柚、芭樂、木瓜、紅椒均含茄紅素，其中越紅越成熟的番茄其茄紅素含量越高，番茄外皮的茄紅素含量，又比果實本身更多更豐富。

番茄經過加工後，反而會提高番茄紅素的生物利用度（可被吸收的營養），如番茄醬中的茄紅素的生物利用度比新鮮番茄高出 4 倍。所以烹煮、打碎番茄和加入油脂，可以大大地提高消化系統吸收番茄紅素的能力！

花青素在葡萄、櫻桃、李子、覆盆子等紫色蔬果中，其中葡萄、紅酒、中藥的虎杖還含有預防心血管疾病的白藜蘆醇。前花青素則能在紅酒、蔓越莓、覆盆子、葡萄籽、茄子裡攝取。

維生素 C 也是一種高效的抗氧化劑，水果中含量最高的是芭樂，接著是奇異果、草莓、鳳梨等；維生素 E 也是主要的抗氧化劑，種子是維生素 E 最佳的來源，其他如堅果、綠色蔬菜、糙米、葵花油等也都含有維生素 E。

人體所需的礦物質中的鐵也是抗氧化劑，深綠色蔬菜如地瓜葉和莧菜、肝臟、肉類、蛋類、全穀類等都有鐵；

07 自由基是衰老的最大凶手

08 最強抗氧化劑：植物化學素

09 防癌抗老首選非多酚莫屬

10 腸道菌好壞影響身心健康

11 阿茲海默症是大腦得了糖尿病？

12 高鈉低鉀是慢性病的前奏曲？

銅在肝臟、肉類、堅果類、豆類、全穀類、海產類裡面；硒則能在大蒜、海產類、洋蔥、全穀類、蔥裡補充；鋅在肉類、豆類、海產類、蛋類、奶類裡有。硫辛酸存在動物內臟、牛肉、甘藍、菠菜裡。

　　能幫人體對抗自由基的抗氧化物質，有植物化學素、維生素和礦物質、酵素等眾多物質。雖然自由基產生的原因多到不行，抗氧化物亦是俯拾即是，幫助我們對抗疾病和老化，常保健康。

── 那些吃東西教我的事 ├

- 自由基是造成氧化、老化和癌症的罪魁禍首，不可不防
- 多動、多笑、多補充礦物質銅鐵鋅，增強身體抗氧化機制
- 多吃蔬菜和水果，只要均衡飲食就能得到滿滿的抗氧化物

08 最強抗氧化劑：植物化學素

癌症是二十一世紀以來最令人頭痛的文明病。壓力、飲食和環境汙染，讓萬惡的癌症愈趨猖狂。攝取抗氧化物是當務之急，但除了維生素，自然界還存在其他抗氧化物嗎？答案是肯定的！

▶ 二十一世紀的超級維生素 ── 植化素

植物化學素簡稱植化素（phytochemicals），它是植物含有的天然化學物質，也就是植物的色素，是蔬果繽紛外表的色彩來源。植化素存在於植物的根、莖、葉、果實和種子中，被稱為六大營養素以外的第七大營養素，由於優異的抗氧化效果，也被稱為二十一世紀的維生素。

就目前來說，比較為人所熟悉的植物化學素有大豆中的異黃酮素、番茄中的茄紅素、玉米中的葉黃素、大蒜中的蒜素、綠花椰菜中的吲哚素、綠茶中的兒茶素、藍莓中的花青素、胡蘿蔔中的 β-胡蘿蔔素和辣椒中的辣椒紅素等。

07
自由基是衰老的
最大凶手

08
最強抗氧化劑：
植物化學素

09
防癌抗老首選
非多酚莫屬

10
腸道菌好壞
影響身心健康

11
阿茲海默症是
大腦得了糖尿病？

12
高鈉低鉀是
慢性病的前奏曲？

植化素在植物界的重要性可見一班。植物必須藉由植化素來對抗蟲害、菌害與病毒，及紫外線、空氣、水分或土壤等環境汙染，甚至抵抗農藥等化學物質的傷害。相較於植化素對植物的必要性，植化素並不屬於人體維生的必需營養素。

不過，確實有研究證實，即使人類在缺乏植化素時，並不會對健康造成直接危害，衍生疾病，但可能間接影響人的生理及心理，像是免疫功能、精神、情緒等。接下來，要先介紹 5 種常見的植化素對人體的主要功用，包括葉綠素、硫化物、皂素、木質素、薑黃素。

❶ 硫化物：維護心臟健康，有效降低膽固醇

硫化物是人體組成的重要元素，舉凡指甲、頭髮，甚至構成肌肉的蛋白質中都有。硫化物有助於維護心臟健康、降低膽固醇、保養呼吸系統，還能夠提高人體的免疫能力，降低罹患癌症的風險。其中山藥、洋蔥、青蔥、大蒜、白蘿蔔、白花椰菜、白馬鈴薯、菇菌類等，均含有豐富的硫化合物。

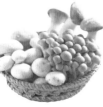

菇菌類食物中含有豐富的硫化物，有助於維持心臟健康與降低膽固醇。

❷ 葉綠素：淨化血液，協物有毒物質排出

葉綠素在植物體是負責進行光合作用的酵素。在人體則具有淨化血液的功能，並且加強血液製造的作用。除此之外，能夠協助我們體內殘留的有毒物質排出，減少細菌或病毒在體內生長而致病。富含葉綠素的食物取得便利，像是綠葉蔬菜、海菜、芹菜等皆是，這些食物通常也有益菌效果，能幫助細胞再生與補充水分。

❸ 皂素（saponin）：中和腸道中的致癌物質

皂素是一種植物化學素，可以中和腸道中的一些會致癌的酵素，並且間接地降低體內膽固醇的含量，其中洋蔥、綠豆等食物，都含有皂素。

❹ 木質素（lignin）：去除自由基的有力幫手

木質素是自然界第二大植物性天然物質，第一大是植物纖維素。木質素被證實可以除去我們血液中的自由基，抑制癌細胞、膽固醇的增生，對人體具有保健作用。食物中又以豆類、堅果類等，木質素含量較豐。

❺ 薑黃素（curcumin）：公認的抗氧化超級食物

薑黃素是一種存在薑黃根莖中的黃色色素。傳統的咖哩調味料包括薑黃，因此也被當成攝取薑黃素的來源之一。薑黃素被稱為天然的消炎藥，具有抗氧化、消除自由基、預防癌症的功效。

07
自由基是衰老的
最大凶手

08
最強抗氧化劑：
植物化學素

09
防癌抗老首選
非多酚莫屬

10
腸道菌好壞
影響身心健康

11
阿茲海默症是
大腦得了糖尿病
？

12
高鈉低鉀是
慢性病的前奏曲
？

▶ 抗氧效率是維生素 E 的 18 倍以上

植物化學素能夠清除體內對身體有害的自由基，並預防及延緩老化、慢性疾病的發生，這是因為多數慢性退化性疾病與氧化的壓力有關。

預防及延緩老化和慢性疾病

雖然我們的身體能夠自動合成某些抗氧化的物質，但主要還是從食物中攝取，而且植物化學素的抗氧化效率，比維生素 C、維生素 E 高出大約 18 至 50 倍，具有強大的抗氧化功能，可以延緩老化，預防慢性病。

抗癌並提升免疫功能

植物化學素還能夠活化我們身體內的巨噬細胞，抵抗我們體內癌細胞的增生和突變，誘導我們體內的細胞進行良性的分化。其中含豐富的膳食纖維還能降低致癌物生成，所以，植物化學素能幫助我們抵抗癌症。

抗發炎和促進細胞代謝

植物化學素也可以抵抗細菌及病毒，幫助我們抵抗發炎；此外，它也能調解荷爾蒙分泌，激發我們體內解毒酵素的活性，促進我們體內細胞的新陳代謝。

▶ CP 值極高的含植化素食物

茶類的兒茶素能夠保護我們的關節軟骨、紓緩疼痛，也能預防食道癌、直腸癌、皮膚癌，其中以綠茶的含量最高。研究發現，多喝綠茶的人血液中低密度脂蛋白膽固醇的濃度會降低，而高密度脂蛋白膽固醇的密度會上升。維生素 C 可以使兒茶素吸收上升 13 倍，喝茶時搭配檸檬或柑橘類水果會是很好的選擇。

花椰菜中的 β-胡蘿蔔素、葉黃素、葡萄硫素、檞皮素等植物化學素除了可以防癌，還可以預防心血管疾病及黃斑部病變，這當中，檞皮素是類黃酮的主要來源，而類黃酮能避免維生素 C 與腎上腺素被銅氧化，也可以幫助人體產生抗自由基的酵素、防止血小板凝結，清理疏通我們的血管。

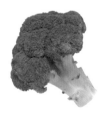

花椰菜一直是營養專家認定的超級食物，
其植化素含量與種類都相當豐富。

07 自由基是衰老的最大凶手

08 最強抗氧化劑：植物化學素

09 防癌抗老首選非多酚莫屬

10 腸道菌好壞影響身心健康

11 阿茲海默症是大腦得了糖尿病？

12 高鈉低鉀是慢性病的前奏曲？

番茄中的茄紅素是一種類胡蘿蔔素，消除自由基或活性氧化物的能力是 β-胡蘿蔔素的兩倍、是維生素 E 的 10 倍，可以減少攝護腺癌、乳癌等癌症發生的機會。番茄需要經過烹煮才能釋放其中的茄紅素，而直接吃便能方便取得大量茄紅素的是西瓜！在所有水果中，茄紅素含量最高的是紅石榴。茄紅素雖好，但也不要過度攝取，否則色素沉澱會使肌膚泛黃。

藍莓中的花青素，其抗氧化、清除自由基的能力為維生素 E 的 50 倍、是維生素 C 的 20 倍，主要的功效是清除自由基、抗人體低密度脂蛋白的氧化、增強免疫力、預防高血壓。異黃酮因為屬於植物雌激素，與女性動情激素的結構與功能近似，故可減輕更年期熱潮紅的症狀，以及預防停經後的骨質疏鬆症，並且可以降低罹患乳癌和子宮頸癌的機會，而異黃酮當中的金雀異黃酮，能夠抑制毛細血管的形成與成長，可以抑制腫瘤的生長。

那些吃東西教我的事

● 植化素不是維生必要，但對於維持身體活力卻很必須
● 植化素可以抗老防癌，還能抑制發炎和促進新陳代謝
● 各樣植化素功效不同，要均衡攝取蔬果和五穀根莖類

09 防癌抗老首選
非多酚莫屬

市面上舉凡飲料、化妝品、保養品等，很多都標榜富含多酚成分。究竟什麼是多酚？報章雜誌上出現的類黃酮素、花青素、茄紅素等，又是為什麼如此盛行呢？

▶ 多酚到底是何方神聖？

多酚也是植化素的一種，存在於大部分的蔬菜、水果中，影響食物呈現的顏色、味道、口感（如澀味）等，是植物中極為重要的角色。多酚的存在還有另外一個更重要的功能，就是植物抵抗紫外線、預防病蟲和細菌入侵所發展出來的防衛系統。

具體來說，其實多酚是一組植物化學物質的統稱，很多常見的植物性食物中都有，市面上常聽到的兒茶素、類黃酮、花青素、白藜蘆醇、楊梅素、咖啡酸等，雖然有不同功效，但都屬於多酚類。

07 自由基是衰老的最大凶手

08 最強抗氧化劑：植物化學素

09 防癌抗老首選非多酚莫屬

10 腸道菌好壞影響身心健康

11 阿茲海默症是大腦得了糖尿病？

12 高鈉低鉀是慢性病的前奏曲？

就人體健康而言，多酚可以抵抗紫外線、抑制自由基氧化，還能夠抑制癌細胞的增生，產生抗病防癌、保養肌膚的效果，若能和維生素 C 和維生素 E 搭配使用，具有加乘的抗氧化效果。除了蔬菜水果之外，在紅酒、綠茶、巧克力裡面也含有多酚。

當然，多酚也不是一開始就受到矚目。早年，很多專業研究發現多酚會影響營養（蛋白質、礦物質）的吸收，因此長期不被營養學認同，直至近年發現多酚有強大的抗氧化效果，所以逐漸受到矚目。

由於多酚屬於水溶性營養素，而且作用期間短暫，所以必須長期攝取，才能夠獲得明顯的保養效果。至於要如何獲得多酚呢？最簡單的方式就是「吃」，尤其可以透過蔬菜水果來獲得。將蔬果切塊食用，或做成沙拉、涼拌、打成果汁，都非常方便。蔬果中的果皮含有的多酚量最多，所以建議在清潔乾淨後，連同果皮一起食用。

蔬菜中的紅地瓜葉多酚含量最高，其次為綠地瓜葉和魚腥草。因為多酚不耐高溫，又是水溶性的，水煮營養多半會流入煮菜的湯中，所以用油快炒兩三分鐘可以保留最多的多酚。其中，將蔬果簡單烹調並加上橄欖油的地中海型料理也是理想保留多酚營養的料理方式。

▶ 哪些食物含有大量的多酚？

每一種蔬果都含多酚的成分，但含量的多寡卻相差很多。紅紫色、黃橘色等顏色豔麗的水果（如紅葡萄、紅火龍果、藍莓、蔓越莓、柑橘類）和蔬菜（如紅鳳菜、紅地瓜葉、紅莧菜、紫蘇）的多酚類都很高。下列 5 種食物多酚含量也相當豐富：

❶ 咖啡和巧克力

咖啡和巧克力含有可可多酚，可以擴張血管、降低膽固醇，所以可以預防動脈硬化、冠心病和心肌梗塞等病。咖啡還含有綠原酸和鎂，同樣能抗氧化、增進認知能力。其中的咖啡因可以和兒茶素協同作用，可以提升運動時的燃脂效果，並增進體力。

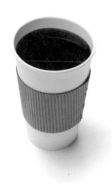

咖啡中含有多酚成分，但應盡量選擇黑咖啡，避免喝進過多的糖分，反而危害健康。

07 自由基是衰老的最大凶手

08 最強抗氧化劑：植物化學素

09 防癌抗老首選非多酚莫屬

10 腸道菌好壞影響身心健康

11 阿茲海默症是大腦得了糖尿病？

12 高鈉低鉀是慢性病的前奏曲？

❷ 綠茶

茶類中有豐富兒茶素，其中以綠茶最多。兒茶素是茶的澀味來源，可以降低膽固醇、抑制血壓、血糖上升、燃燒脂肪，也可以抑制神經細胞老化、抑制 β 澱粉蛋白沉積於大腦，維持良好認知能力，瘦身讀書都適合飲用。但注意不要空腹飲用，可能引起不適。

❸ 莓果類

如蔓越莓、草莓、櫻桃，莓果中的多酚統稱為「莓多酚」，其中包含蘆丁（增加維生素 C 的吸收）、檸檬酸（促進礦物質的吸收）、花青素（保養眼睛）、鞣花酸（避免色素沉澱、美白）等，都有良好的抗氧化、美肌效果。

❹ 豆類製品

豆類製品中含異黃酮，又以黃豆含量特別豐富。異黃酮和女性荷爾蒙成分相似，適量補充可緩解更年期症狀。

❺ 薑黃和咖哩

薑黃和咖哩內含薑黃素，可以平衡失智症的發炎反應，減少神經細胞的傷害，還能抑制膽固醇形成，預防心血管疾病。由於有促進血液循環的作用，也可以用來調理經期不規則的狀況。

▶ 讓眼睛和腦袋都雪亮的花青素

多酚中的花青素被稱為最有效的抗氧化劑，其抗氧化性能比維生素 E 高出 50 倍，比維生素 C 高出 20 倍，可以幫助我們的身體對抗自由基，也可以保護我們的心血管系統、保護腦細胞、護膚、照顧眼睛、當我們泌尿系統的守衛者。

動物實驗發現，花青素可以提高腦部的抗氧化力，增強短期的記憶力。它甚至可以防止澱粉狀 β 蛋白形成，從而避免阿茲海默症發生。花青素也能抑制硬性蛋白酶的產生，所以能使皮膚更光滑，並預防紫外線傷害、改善黑眼圈，因此有人稱花青素為「可以口服的皮膚化粧品」。花青素也可以令細菌無法在尿道生長，預防尿道結石；也能抗菌、延緩老化、增強免疫系統功能、抑制過敏和發炎反應，並且預防各樣癌症。

此外，它能還能促進視網膜細胞中的視紫質再生，所以可以預防近視、增加視覺敏感度，改善視網膜退化、夜盲症、青光眼、糖尿病引起的視網膜病變，讓我們的眼睛常保明亮。二次大戰時英國皇家空軍飛行員在進行夜間轟炸飛行任務前，甚至會配給含有藍莓的飲食！對於長期坐在電腦面前的現代人，花青素可以緩解眼睛的不適。

07 自由基是衰老的最大凶手

08 最強抗氧化劑：植物化學素

09 防癌抗老首選非多酚莫屬

10 腸道菌好壞影響身心健康

11 阿茲海默症是大腦得了糖尿病？

12 高鈉低鉀是慢性病的前奏曲？

　　功能全面又營養的花青素，蘊含在紅色、藍色和紫色的蔬果中，紅色如草莓、櫻桃、桑葚、紅火龍果、紅洋蔥；藍色如藍莓、桑葚；紫色有葡萄、黑醋栗、茄子、紫山藥。其中，含量最豐富的是黑醋栗，被稱為花青素之王。

　　藍莓也具有豐富的花青素，具有營養保健、藥用的功能。其中的花青素、胺基酸、礦物質、維生素等含量豐富，能防止腦神經退化、保護心血管、增強人體免疫能力、保護眼睛、滋養皮膚。增加藍莓的攝取量，可以提高細胞抗氧化的活性，減少罹患癌症的風險。

　　多酚停留在體內的時間短，很容易就代謝出去，所以必須長時間食用才有益健康。也因為多酚和礦物質、蛋白質一同食用會影響彼此的吸收，所以最好分開來吃。一般來說，不需要特別補充特定種類的多酚，定時定量均衡飲食才是最好的。

那些吃東西教我的事

- 多酚幫助植物抵抗惡劣環境，也幫助人類抵抗老化和疾病
- 想要穩定攝取多酚，也可以選擇地中海型飲食
- 鮮豔色彩的蔬果、綠茶、咖啡、紅酒、咖哩中都有多酚
- 花青素護眼護膚又讓人變聰明，紫紅色的蔬果都能吃到

10 腸道菌好壞
影響身心健康

長庚大學 2017 年 9 月和圖爾思生物科技公司合作，發起「臺灣腸道公民科學計劃（Taiwan Gut）」，利用民眾捐出的糞便樣本建立腸道菌資料庫。腸道細菌是什麼，為何要大費周章的研究呢？

▶ 腸道細菌好與壞，3 歲前是關鍵

近年來，愈來愈多人關注腸道細菌的議題，增加腸道益菌甚至成為很多食品與營養保健品標榜或強調的主要訴求。腸道中的細菌數量可以高達百兆個，好菌可以促進健康，壞菌不只會使好菌減少，還會讓人生病。

腸道細菌的概念，最早可以追溯到 2005 年，美國史丹福大學的大衛雷蒙教授在《科學》上發表了一篇論文，強調腸道細菌的重要性。成人的腸道細菌約有 1.5 公斤，細胞數則約有 100 兆個以上，遠遠超過人體的細胞數（60 兆個），甚至比銀河系的星體要多。

07 自由基是衰老的最大凶手

08 最強抗氧化劑：植物化學素

09 防癌抗老首選非多酚莫屬

10 腸道菌好壞影響身心健康

11 阿茲海默症是大腦得了糖尿病？

12 高鈉低鉀是慢性病的前奏曲？

當我們還是胎兒時，腸道幾乎是沒有細菌的，從母親的產道出來時，產道中的細菌就會抹遍全身，進入到身體裡，只要一天左右的時間，嬰兒的腸道細菌就達到百億，而只要一星期的時間便達到百兆個，從此以後，腸道細菌都與我們共存。

不同的生產方式，不同的哺育嬰兒方式，都會影響嬰幼兒體內的腸道菌相（gut microbiota），其中包含菌種、數量與分布狀況等，都會有所差異。

以自然產的嬰幼兒為例，在剛出生 1 天時，嬰兒的腸道菌相大部分與母體產道菌相相同，出生 4 個月後，嬰兒的腸道菌相就轉為有一半與母親的腸道菌相相同，至 3 歲才會形成和成人差不多的菌相。

一般來說，剖腹產的嬰幼兒由於出生時沒有經過母親產道，其腸道細菌通常會比自然分娩的嬰幼兒少。以配方奶（奶粉）哺育的嬰幼兒，與母體直接接觸機會少，腸道菌也會比母乳哺育的嬰幼兒少。

就腸道細菌的發展而言，媽媽在初期確實扮演了相當重要的角色。不過，隨著年齡成長，其他家人與所處的環境的影響會愈來愈明顯，其中飲食是最大關鍵。

▶ 不知不覺影響心情的細菌

腸道細菌的影響層面很廣泛，舉凡食欲好或差、變胖或變瘦、心情好或壞上，都扮演相當重要的角色。腸道細菌的種類主要分成好菌、壞菌和條件致病菌這三類，這些細菌相互依附和作用。

好菌可以促使「快樂荷爾蒙」——血清素分泌，調解壓力、憂鬱等負面情緒，也能提供養分、調控腸道細胞發育、誘導免疫系統發展。在營養與吸收方面，好菌能幫忙製造維生素（K、B1、B2、B6、12）、泛酸、葉酸、菸鹼酸、生物素等，促進蛋白質、礦物質的吸收，分解殘留的食糜成為短鏈的脂肪酸，並利用菌群的競爭機制，形成人體的抵抗力。

腸道中的雙叉桿菌（bifidobacterium）可以使排便順暢，乳酸菌可以對抗腸道壞菌、抑制腸內腐敗、改善便祕、過敏、強化免疫防衛系統，也能降低血壓和膽固醇，抗老和預防老人痴呆，還可以美容。

壞菌會在腸道中引起腐敗、釋放毒素，形成致癌物質。壞菌的比例一旦增加，就會引發慢性發炎、肥胖，還有心血管疾病、糖尿病和癌症。

07 自由基是衰老的最大凶手

08 最強抗氧化劑：植物化學素

09 防癌抗老首選非多酚莫屬

10 腸道菌好壞影響身心健康

11 阿茲海默症是大腦得了糖尿病？

12 高鈉低鉀是慢性病的前奏曲？

條件致病菌平時無害，然而特性就像牆頭草，會看好菌還是壞菌誰的勢力比較龐大，一旦一方數量傾斜，條件致病菌就會幫助哪一邊的細菌產生作用，所以維持好菌數量就變得非常重要。

壓力、久坐、抗生素、酒精過量等，都會影響腸道菌的生態失衡，壞菌變多。心情和腸道也會雙向影響，例如緊張時腸道便會產生排便急迫感或腹絞痛，反之腸道的不適也會影響心情。

但全部的因素中，影響腸道細菌平衡最重要的就是飲食。吃什麼，決定了一個人的腸道細菌菌相健康與否。各國的飲食文化不同，國人占高比例的菌種也不同。例如美國和歐洲的厚壁菌門菌的比例就比較高，這種菌可能與肥胖有關。

▶ 吃了什麼東西，決定腸道細菌組成

維持好壞菌的平衡，讓好菌壞菌各得其所，是維持腸道健康的重點。那麼應該要怎麼做怎麼吃呢？其中一點就是少吃含亞硝酸鹽的食物。

如果經常吃超市食物、快餐、泡麵等垃圾食品，腸道內的好菌幾乎都會被消滅，免疫力變差、糖尿病風險高。

長期只吃紅肉的人，易使體內排氣的壞菌「產氣莢膜梭狀芽孢桿菌」滋生過多，進而降低免疫力、大便發出惡臭，也會提高動脈粥狀硬化、心肌梗塞、腦梗塞的風險。

要避免好壞菌失衡，除了少吃速食和加工食品，也要少吃紅肉，多吃粗糧、豆類、蔬菜、水果等富含膳食纖維的鹼性食物，而且不要吃太多動物類或過於精細的食物，因為這類食物多半膳食纖維少，又是酸性食物，消化後會使腸道變酸，對好菌生長不利。

好菌愛吃寡醣和膳食纖維，攝取富含寡醣與膳食纖維的蔬菜，就可以打造幫助好菌生存的腸道。蘆筍、大蒜、牛蒡、洋蔥和大豆中，都含有許多寡醣。

五穀根莖和蔬果的膳食纖維分為水溶性和非水溶性，水溶性膳食纖維會增加腸道中的好菌，非水溶性膳食纖維則可抑制腸道中的壞菌。

再來，我們也可以直接補充好菌，也就是益生菌（probiotics）。除了食用含有乳酸菌的優酪乳，牛奶、酸菜、泡菜、醋、豆漿、蘋果、葡萄、櫻桃也能補充屬於好菌的

07 自由基是衰老的最大凶手

08 最強抗氧化劑：植物化學素

09 防癌抗老首選非多酚莫屬

10 腸道菌好壞影響身心健康

11 阿茲海默症是大腦得了糖尿病？

12 高鈉低鉀是慢性病的前奏曲？

乳酸菌；並可透過穀類、豆類、海草等食物來幫助同屬好菌的雙歧桿菌在腸道繁殖。發酵食品如味噌、醬油、納豆、醃漬食品等，也含有酵母和米麴菌等好菌。

　　地中海飲食包含高比例蔬菜、水果、全穀類、豆類、堅果類，中高比例魚肉、海鮮類，低比例奶製品及紅肉；具有低熱量、高纖維的優點，能可以改善腸道細菌，降低身體發炎的反應，有助於預防疾病的發生。

　　散步、爬山，多待在自然環境中也能接觸到不同的維生物，豐富菌種。吃是改善腸道細菌最重要的方式，多吃粗製食物、蔬果、豆類，攝取膳食纖維，少吃肉類、脂肪偏高和過度加工的食物，使好的、壞的腸道細菌各得其所，處於一個平衡的狀態，我們的腸道才會健康。

那些吃東西教我的事

● 小時候吃什麼很重要，3 歲前決定往後的腸道健康
● 腸道細菌影響心情、胖瘦、甚至能引發或防止各樣疾病
● 地中海飲食、蔬果、乳酸菌和發酵食品，能使好菌繁生

11 阿茲海默症是 大腦得了糖尿病？

年紀大了，開始變得忘東忘西、講話沒有邏輯，甚至連原本熟悉的人事物都變得陌生。老人退化的狀況是人生必經之路，不可避免嗎？事實上，這些退化是可以預防的腦部疾病。吃的東西不對，可能導致腦細胞出現厭食問題！

▶ 堆積的葡萄糖是阿茲海默症元凶？

所有的思考、行動，都仰賴大腦發出命令，協調身體，我們才得以隨心所欲的行動。大腦僅占體重 2％，基礎代謝率卻高達 20％，和肌肉相差無幾。

也就是說，平常人們在生活中光是思考，就會消耗約 320 大卡的熱量。那麼每天用力思考是不是就會瘦了呢？很遺憾的，高專注提升的熱量消耗只有大約 5％ 左右而已，而且大腦消耗的不是脂肪，而是製造能量、維持生命所必須的葡萄糖。

07 自由基是衰老的最大凶手

08 最強抗氧化劑：植物化學素

09 防癌抗老首選非多酚莫屬

10 腸道菌好壞影響身心健康

11 阿茲海默症是大腦得了糖尿病？

12 高鈉低鉀是慢性病的前奏曲？

　　腦細胞平時需要消耗大量的葡萄糖，一旦吸收葡萄糖的機制出了問題，便會引來嚴重的認知退化——阿茲海默症。大腦負責記憶的部分是海馬迴，不同於其他腦細胞，海馬迴上面有胰島素受體，只有胰島素作用的時候才會吸收葡萄糖。

　　一旦受體失去功能，無法好好利用的葡萄糖就會堆積在腦細胞神經元內，堆積過多會導致腦神經細胞死亡。

　　這樣的症狀就像是腦部發生糖尿病一樣，所以阿茲海默症又被稱為「第三型糖尿症」。腦神經細胞如果從幼年一直到老年逐漸死亡消失，就會引發各種退化性腦神經疾病，阿茲海默症就是其中一種。

　　阿茲海默症的症狀最早由克瑞培林確認，其神經病理特徵則在 1906 年首先由阿茲海默發現。早期症狀最明顯的是記憶力衰退，辨認時間、地點和人物出現問題，其他症狀還有精神錯亂、在熟悉的地方迷路、將東西放錯地方、說話和書寫問題、無法抽象思考、人格特質改變、情緒及行為改變、對事物喪失興趣或動力。

　　阿茲海默症合併兩種以上的認知功能障礙，具有不可逆的特性。其腦部神經細胞受到破壞，醫生透過電腦斷層

及核磁共振判斷，發現失去能量供應的海馬迴會逐漸萎縮，初期大腦會開始產生老年斑，接著出現神經纖維糾結，為時大約 8 至 10 多年，記憶、思考、行為會逐漸出問題，是一種不正常的老化現象，大約占失智症病例的 60％至 80％，而病患狀況會隨著時間惡化。

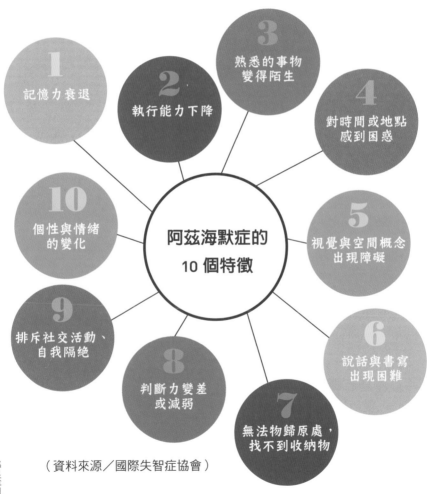

1 記憶力衰退

2 執行能力下降

3 熟悉的事物變得陌生

4 對時間或地點感到困惑

5 視覺與空間概念出現障礙

6 說話與書寫出現困難

7 無法物歸原處，找不到收納物

8 判斷力變差或減弱

9 排斥社交活動、自我隔絕

10 個性與情緒的變化

阿茲海默症的 10 個特徵

（資料來源／國際失智症協會）

07 自由基是衰老的最大凶手

08 最強抗氧化劑：植物化學素

09 防癌抗老首選 非多酚莫屬

10 腸道菌好壞 影響身心健康

11 阿茲海默症是大腦得了糖尿病？

12 高鈉低鉀是慢性病的前奏曲？

▶ 椰子油協助大腦使用酮體補足熱量

導致阿茲海默症的原因至今不明，但可能和慢性壓力和高濃度的血糖有關。壓力會引起皮質醇上升，並壓抑所有的胰島素受體吸收血液中的葡萄糖。

當我們長期處在壓力的情況下，胰島素受體長期無法發揮作用，海馬迴的神經細胞便處在飢餓的狀態。而高血糖也會產生腦部的胰島素阻抗，並且造成腦部慢性發炎，缺乏 Omega-3 脂肪酸，更會強化這種不健康的效應。

一旦腦部產生發炎，可能引發憂鬱症、焦慮症、躁鬱症，和其他認知退化腦性疾病。長期「吃」而不動，身體會累積許多脂肪，其中內臟脂肪所分泌的惡性物質會促使一種叫做 β 類澱粉蛋白（beta-amyloid）囤積在腦內，而這種蛋白質會破壞腦部神經細胞。

要預防或治療阿茲海默症，要從吃東西開始。

大腦因無法燃燒葡萄糖取得熱量，我們使用其他方式補充熱量。椰子油含有 92% 的飽和脂肪酸，其中有 62% 至 70% 是中鏈脂肪酸。這種脂肪酸多來自月桂酸（母乳中最重要的飽和脂肪酸），可直接由肝臟代謝轉化為酮體（ketones），當體內葡萄糖缺乏時，酮體便可做為大腦中重要的替代熱量來源。

另外，椰子油含有酚類化合物和激素，可預防腦細胞外 β 類澱粉蛋白的堆積。

椰子油畢竟是飽和脂肪酸，攝取過多會造成高膽固醇，建議每天攝取的量不要超過總熱量的 10％（大約 1 至 2 茶匙）。可以選擇初榨的椰子油，直接口含，或入菜食用，味道清香。

▶ 好油與地中海飲食預防腦力退步

薑黃素可以減少腦部 β 澱粉樣蛋白的累積，在動物實驗中，食用薑黃素的白鼠比正常飲食的同伴少了約 40％ 之多的 β 澱粉樣蛋白。

比起吃萃取物，薑黃素屬於脂溶性，吃烹煮的咖哩比單吃薑黃素更加容易吸收，也更美味。如果多攝取含有維生素K、β 胡蘿蔔素、葉黃素的菠菜、紅蘿蔔、番茄、青椒、甜椒等，也都能夠保護腦細胞，防止我們認知能力的衰退。

另外還有研究發現，攝取多量蔬菜、穀物、植物油、魚及少量動物油脂和肉的地中海飲食，可以降低阿茲海默症的風險和死亡率、降低輕度認知功能障礙的發生率和變成阿茲海默症的可能性。

07 自由基是衰老的最大凶手

08 最強抗氧化劑：植物化學素

09 防癌抗老首選非多酚莫屬

10 腸道菌好壞影響身心健康

11 阿茲海默症是大腦得了糖尿病？

12 高鈉低鉀是慢性病的前奏曲？

除了椰子油以外，其他的中鏈三酸甘油脂油品也可以提供酮體至腦部，在植物油當中，橄欖油是最好的選擇。市面上能買到的中鏈三酸甘油脂油品是從椰子油或棕櫚仁油提煉，混和辛酸、癸酸、少量乙酸與月桂酸等在椰子油中發現的中鏈脂肪酸。另外，巴巴蘇油、棕櫚仁油、羊奶油、牛奶油、豬油、鮮奶油等，也都含有中鏈三酸甘油脂，能分解成酮體，作為腦部的能量來源。

阿茲海默症是腦部無法充分利用葡萄糖來產生能量所造成的，而椰子油所含的脂肪酸，則有研究證實可以產生酮體，改善阿茲海默症。

除了健康的飲食，任何有助於改善胰島素阻抗的習慣和食物，例如每天運動 30 分鐘、睡眠充足、禁吃加工食品與麩質，多吃蔬菜水果以及野生魚類，都能改善認知情況，讓人活得長久又健康。

正確烹調法，好油不會變壞油！

建議食用油	適用烹調	說明
動物油（豬油、牛油）、奶油、棕櫚油、椰子油等，**富含「飽和脂肪酸」油品**	油煎、油炸烘焙	■ 熔點高、適合高溫烹飪方式 ■ 易導致心血管疾病，不宜多 ■ 食植物性油脂較佳（低膽固醇）
純橄欖油、苦茶油、油菜籽油、芥花油、花生油等，**富含「單元不飽和脂肪酸」油品**	炒、燉、涼拌、煎	■ 適合低、中溫使用烹調 ■ 盡量低溫煎炒。少高溫煎炸 ■ 普通而言，這類油屬於「好油」
紫蘇油、亞麻仁油、紅花油、玉米油、大豆油等，**富含「多元不飽和脂肪酸」油品**	燉煮、涼拌	■ 適合低、中溫使用烹調 ■ 發煙點低，高溫料理容易變質

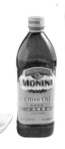

橄欖油

◀「不飽和脂肪酸」含量高，可達 80%
◀ 可抗氧化、去自由基、防動脈硬化
◀ 含有可增進皮膚光澤的維生素 E
◀ 可助腸胃蠕動、促進排便、改善便祕

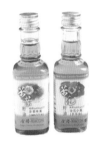

苦茶油

◀ 膽固醇含量極低（幾乎為零）
◀ 可耐高溫至 220℃，適用各式烹調法
◀ 具抗菌效果，有助消除幽門桿菌
◀ 富含維生素 A 及 E、蛋白質、山茶柑素，
◀ 有助皮膚和消化道黏膜的修復

 ┤ 那些吃東西教我的事 ├

● 不健康的飲食方式不只讓身體變胖，還讓腦細胞很餓
● 椰子油能生成酮體，補充許多營養素，補足腦細胞熱量
● 咖哩、蔬菜、地中海飲食和好油可以保護腦細胞

12 高鈉低鉀是
慢性病的前奏曲？

「鹽少吃一點，小心高血壓！」吃飯時，好像時常聽到這樣
的叮嚀。高血壓、水腫等情形，原來都跟鈉的攝取有關，鉀
跟鈉有此消彼長的關係，知道如何平衡攝取非常重要。

▶ 不知不覺鈉超標，患上高血壓不自知

如果攝取太多的鈉，會增加慢性病風險。成為「三高」
（高血壓、高血脂及高血糖）的一分子的開端，就從吃太
多的鈉開始。而鈉的過量，是因為吃太多鹽。

因為沒有鈉導致慢性病的直接證據，美國國科學院近
期以「降低慢性疾病風險的攝取量」取代「鈉攝取量」。
新的標準為：健康成年人每日攝取的鈉若降低至 2,300 毫
克（5.8 克鹽，約為 1 平茶匙鹽）可以降低心血管疾病風險，
若降至每日攝取 1,500 毫克（3.75 克鹽，約為半茶匙鹽），
罹患慢性病的風險又會更低。

07
自由基是衰老的
最大凶手

08
最強抗氧化劑：
植物化學素

09
防癌抗老首選
非多酚莫屬

10
腸道菌好壞
影響身心健康

11
阿茲海默症是
大腦得了糖尿病？

12
高鈉低鉀是
慢性病的前奏曲？

　　臺灣衛福部建議的攝取量略高，每日鈉攝取量是 2,400 毫克（即 6 公克鹽）以下。根據國民健康局的調查，臺灣人普遍吃了太多鈉，而且有「男多於女、少多於老」的趨勢。一般來說，過量的鹽（鈉）攝取不是因為家庭料理，而是由於外食的調味偏鹹，加工食品、速食味道很好，卻讓人不知不覺的吃下很多的鈉。

　　舉例來說，早餐如果選擇起司蛋堡加一杯濃湯，鈉含量就達 1,939 毫克（占每日建議攝取量的 8 成），中午喝半碗 300 公克的關東煮湯，就會飲用高達 6,000 毫克的鈉，直接超標 2.5 倍。

　　這些鈉神不知鬼不覺的騙過我們的味蕾，進到身體中，以至於調查發現 18 歲以上年輕人高血壓盛行率超過 2 成 5，但近 3 成不曉得高血壓上身，且 18 至 39 歲族群中，3 成以上一年內沒有量血壓。

　　然而，鈉真的是萬惡不赦的罪人嗎？當然不是。其實，每個人都需要攝取鈉，還有鉀。幾乎所有的食物都含有鈉跟鉀，只是加工食品的鈉含量特別高，所以容易在不自覺中超標。

▶ 鉀、鈉互相抗衡，維持電解質平衡

鉀、鈉本身都是人體內主要礦物質之一（每天需攝取超過 100 毫克），也是重要的電解質。鈉離子主要存在於細胞外的液體，鉀離子大多存在於細胞中。鉀是動物細胞中主要的陽離子，對電解質的平衡非常重要，而鈉是調節其他電解質分布和濃度所須的陽離子。

鉀參與細胞內蛋白質的合成與肝醣的生成；幫助調節細胞內的滲透性，為細胞生長及代謝所必須礦物質。鉀也可以幫助神經衝動的傳導，並維持適當的骨骼肌、心肌及平滑肌的功能，還可以保持人體酸鹼平衡。同時，也有助於降血壓、血脂、血糖。

鉀相當於半顆的降血壓藥，因為它能保護動脈內膜細胞完整性，降低血管栓塞的發生，且抑制「腎素 - 血管張力素 - 醛固酮系統」的作用，降低血管興奮性，對降血脂、血糖都有不錯的幫助。

但鉀含量過高也不好，過多的鉀會造成腎臟的負擔，長期下來容易導致腎臟相關疾病。腎功能不好的人由於無法透過腎臟產生足夠的尿液來排除血液中的雜質和廢物，一定要嚴格控管鉀離子的攝取量。

07 自由基是衰老的最大凶手

08 最強抗氧化劑：植物化學素

09 防癌抗老首選非多酚莫屬

10 腸道菌好壞影響身心健康

11 阿茲海默症是大腦得了糖尿病？

12 高鈉低鉀是慢性病的前奏曲？

鈉對身體的效益，則是調節細胞內外之液體滲透平衡，控制體內水分的平衡；維持人體血漿容積，及調節血管間縫隙的大小；幫助神經衝動的傳導；幫助控制肌肉的收縮、和神經肌肉的傳導作用。如果鈉含量過高，罹患高血壓的風險可能會較高。高血壓若不及早診治，就可能引起心臟病、中風和腎衰竭等。

鉀、鈉都會調節細胞滲透壓、平衡體內酸鹼值以及神經肌肉衝動的傳導。鉀和鈉都會維持細胞的運作和代謝，並使我們身體順利運動，對我們的身體十分重要。兩者的含量之間有微妙的關係，一旦鉀多，鈉就會排出；而鈉也會吸收鉀，以維持自身在血清中的濃度。鉀、鈉離子的濃度如同一個蹺蹺板，一上一下，卻都不可或缺，取得平衡是最好的。

▶ 攝取鉀、鈉的推薦食物有哪些？

幾乎大部分的蔬菜水果裡面都含有鉀，譬如蔬菜中的毛豆、茄子、紅椒、紫洋蔥、菠菜、扁豆、豌豆、空心菜、胡蘿蔔、牛蒡、韭菜、紅莧菜。水果中的椰棗、椰子、榴槤、硬柿、芭樂、棗子、柳橙、柑橘、龍眼、香瓜、楊桃、奇異果。

主食類的馬鈴薯、南瓜、番薯、糙米及五穀雜糧。此外，魚肉、乳製品、茶、咖啡、堅果等也含有鉀。這當中要注意的是，魚肉採用燒烤的方式來烹調，可以保存較多的鉀。

偏鹼性的植物性蛋白質中，除了富含鉀以外，也含有許多鈉。沒有加糖的豆漿或黑豆漿，還有有機綠豆芽、冬粉、新鮮或乾的香菇、杏鮑菇及各種豆類，都是可以同時攝取鉀跟鈉的食物。

同時攝取鉀跟鈉的還有茼蒿、芹菜，以及水果中的木瓜、葡萄柚、草莓。其中含鉀量最高的水果是香蕉，其次是奇異果。

泡麵、運動飲料、白吐司、市面上賣的湯底、麵線、油麵、洋芋片、蜜餞、甜鹹餅乾、臘肉、罐頭、醃製品等，都是能攝取鈉的食物，但非常容易一吃就使鈉的攝取量爆表，所以要酌量食用。

值得注意的是，有些人會採取高鉀低鈉飲食而改吃低鈉鹽。低鈉鹽是將部份的氯化鈉以「氯化鉀」（KCl）取代，藉此降低鈉離子的含量，卻忽略鉀含量較高，反而會造成腎臟的負擔。所以除非醫師建議，不然不建議進行代換。

07
自由基是衰老的
最大凶手

08
最強抗氧化劑：
植物化學素

09
防癌抗老首選
非多酚莫屬

10
腸道菌好壞
影響身心健康

11
阿茲海默症是
大腦得了糖尿病？

12
高鈉低鉀是
慢性病的前奏曲？

若吃太多含鈉的食物，那麼我們身體細胞內的鈉濃度太高，就會使水分滲透到細胞中，造成身體水腫，體重居高不下。只要攝取足夠的鉀，鈉就不會把多的水分留住，所以攝取鉀可以消除水腫、維持好身材。攝取鉀不僅能預防高血壓（鈉過量），還能減重呢！但也不需要特別採取高鉀低鈉飲食，只要少吃加工食品，多吃一般烹調的食物，就能使鉀鈉電解平衡。

 ┤ 那些吃東西教我的事 ├

- 鹽在加工食品中添加太多，外食族普遍鈉含量超標
- 鈉跟鉀都很重要，可以維持細胞運作、體液均勻分布
- 鈉太多導致高血壓等心血管疾病，鉀太多造成腎臟負擔
- 多吃蔬菜水果等原型食物，鉀與鈉都能均衡攝取

飲食與瘦身

- 為什麼吃東西要先吃蛋白質？
- 如何吃得飽足又瘦得健康？
- 隔夜飯是低 GI 的抗性澱粉？
- 為何體重過重卻被說營養不良？
- 壞膽固醇變多，不是雞蛋惹的禍
- 常見慢性疾病的飲食策略

13 為什麼吃東西要先吃蛋白質？

我在國內推行「35921」飲食原則已逾 6 年，其中一項原則便是從蛋白質吃起。《糖尿病治療》（Diabetes Care）期刊研究一樣支持這項飲食法則，從蛋白質食物開始吃，最後再吃碳水化合物，不但會增加飽足感，還能降低血糖。

▶ 蛋白質要吃在碳水化合物前

我在擔任臺灣大學註冊組主任的 20 年間，因為行政事務多，每天上班忙碌，下班免不了應酬，三餐不正常，飲食也來者不拒。年輕時還有本錢亂吃，隨年紀愈來愈大，體重直線上升，健檢報告的紅字愈來愈多，飽受肥胖、高血壓和睡眠呼吸中止症之苦。

我透過代謝平衡飲食法與「35921」為原則，短短 4 個月就瘦了 17 公斤，將近 10 年來都沒有復胖。瘦下來之後，我在國內積極推行「35921」飲食原則，其中一項便是從蛋白質開始吃。

13 為什麼吃東西要先吃蛋白質？

14 如何吃得飽足又瘦得健康？

15 隔夜飯是低GI的抗性澱粉？

16 為何體重過重卻被說營養不良？

17 壞膽固醇變多，不是雞蛋惹的禍

18 常見慢性疾病的飲食策略

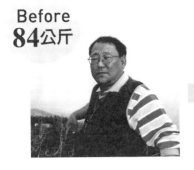
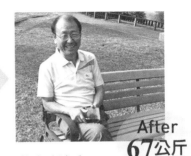

Before 84公斤

After 67公斤

2010 年，我以 35921 飲食法減重，
成功瘦下 17 公斤，至今不曾復胖

　　其實，這種飲食法已經推行歐洲 20 國、約有 35 萬人在使用，此飲食法強調血糖值與胰島素的關係，以及六大類食物消化時間不同，證實「先吃蛋白質，後吃碳水化合物」能有效降低血糖。

　　2015 年 6 月，由大衛麥克納米（David McNamee）在一項新的研究中發現，不同類型食物的食用順序，對肥胖族群的餐後血糖和胰島素水平有顯著影響。

　　對於患有二型糖尿病的人來說，重要的是在進食後維持正常的葡萄糖水平，因為如果血糖水平突然增加，其他併發症風險也會增加，包括動脈硬化和心臟病，最終可能導致死亡。

研究發現，在攝入碳水化合物之前吃蔬菜或蛋白質，是降低餐後血糖水平的有效方法。這項研究背後的人員希望了解這種關聯是否適用於典型的西方飲食：由蔬菜、蛋白質、碳水化合物和脂肪混合組成的膳食。

在這項研究中，11 名肥胖的二型糖尿病患者持續服用二甲雙胍（一種有助於控制血糖水平的藥物），每隔一周以不同的順序吃同樣的食物。這樣，研究人員就可以觀察他們的葡萄糖水平是如何受到影響的。套餐包括恰巴塔麵包（拖鞋麵包）、橙汁、雞胸肉、生菜和番茄沙拉，配低脂調料和蒸花椰菜搭配奶油。

在研究的第一天，參與者被告知首先食用碳水化合物（恰巴塔麵包和橙汁），並在 15 分鐘後攝取膳食中的蛋白質、蔬菜和脂肪。實驗重複一週後，食物順序被逆轉，改為首先食用蛋白質、蔬菜和脂肪，並在 15 分鐘後消耗碳水化合物。

與首先食用碳水化合物相比，研究人員發現選擇先吃蔬菜和蛋白質，每隔 30、60 和 120 分鐘檢查時，葡萄糖水平分別降低了 29％、37％和 17％。此外，當參與者先吃蔬菜和蛋白質時，胰島素顯著降低。

13
為什麼吃東西
要先吃蛋白質
？

14
如何吃得飽足
又瘦得健康
？

15
隔夜飯是
低GI的抗性澱粉
？

16
為何體重過重
卻被說營養不良
？

17
壞膽固醇變多，
不是雞蛋惹的禍

18
常見慢性疾病的
飲食策略

亞隆（Aronne）博士提到，「基於此發現，二型患者能夠做簡單改變來降低全天血糖，並減少使用胰島素，小小動作能對他們的健康產生持久的積極影響。」

蛋白質啟動體內升糖素

每一種營養素的消化時間長短都不同，消化慢的先吃、消化快的後吃，才能增加並延長飽足感，維持餐與餐之間5小時的間隔。以食物消化速率來說，水果類是最快的，脂肪則是最慢的，把握進食的先後原則，才能平衡各類食物在胃部停留的時間。但除了食物消化時間，我們還需要考慮六大食物會啟動的酵素機制。

【 食物的消化排名 】

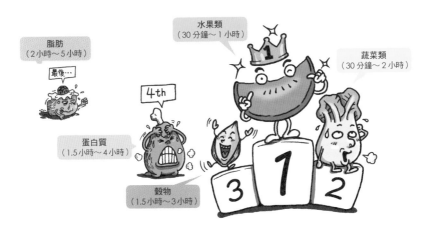

脂肪
（2小時～5小時）

最後…

水果類
（30分鐘～1小時）

蔬菜類
（30分鐘～2小時）

4th

蛋白質
（1.5小時～4小時）

穀物
（1.5小時～3小時）

先吃餐桌上的肉（含蛋白質和脂肪），可以啟動體內分解蛋白質的消化酵素，胰臟會開始製造胰升糖素（glucagon）。升糖素又稱胰高血糖素，功用和胰島素恰好相反。升糖素是分解大分子成為小分子，釋放葡萄糖到血液中，胰島素則是將小分子組成和成大分子，讓血液中的葡萄糖進到細胞中，組成肝醣和脂肪，兩者的功能彼此抗衡。

升糖素
（Glucagon）

- 產生能量（大分子→小分子）
- 釋放葡萄糖（肝醣分解）、
  分解脂肪
- 攝取脂肪和蛋白質時產生

胰島素
（Insulin）

- 儲存能量（小分子→大分子）
- 儲存葡萄糖（合成肝醣）、
  合成脂肪和蛋白質
- 攝取蛋白質和碳水化合物時
  產生

13 為什麼吃東西要先吃蛋白質？

14 如何吃得飽足又瘦得健康？

15 隔夜飯是低GI的抗性澱粉？

16 為何體重過重卻被說營養不良？

17 壞膽固醇變多，不是雞蛋惹的禍，

18 常見慢性疾病的飲食策略

血糖值的高低會影響升糖素運作

在攝取富含蛋白質的食物時，升糖素和胰島素兩者會一起上升。這時，可能會有很多人感到疑惑，如果兩者一起上升的話，不就失去我們期待升糖素分解脂肪的作用了？一方面因為升糖素的作用被抵銷，另一方面身體對胰島素的作用相對也比較敏感。不要忘了，這裡還有一個關鍵的前提：高血糖！

當我們常在吃精緻澱粉、加工食品，並在用正餐時間之外，隨意取用甜點、零食的時候，血液中的血糖數值可能都是高的。又或用餐時，我們習慣第一口就扒飯，先吃進大量的碳水化合物，使血糖升高的情況下，再吃魚肉等蛋白質食物。這時，因為血液中已經有很多血糖了，不太需要身體進行「分解脂肪」後「釋放葡萄糖」送入血液中，所以即使升糖素會分泌，但作用會降低很多。

不過，若能在開始進食前維持空腹的狀態，讓身體的血糖值維持正常水平，那麼，用餐時先吃蛋白質食物，就能有效使升糖素迅速分泌，胰島素維持不變。這是因為若胰島素再將身體中的血糖合成和儲存，血液中的血糖就會不夠用了。

之前已經有吃零食
正餐要先吃澱粉

胰島素
上升 ＆ 升糖素
功效降低

身體合成脂肪和肝醣，吃
完就餓、精神倦怠、易胖

之前是空腹狀態
正餐先吃蛋白質／脂肪

升糖素
上升 ＆ 胰島素
濃度不變

身體分解脂肪、釋放葡萄
糖，有升酮作用

　　這就是為什麼提倡先吃蛋白質，再吃蔬菜，等到酵素分泌運作後，最後再吃碳水化合物。如果希望瘦身效果更好，可以幾餐先不吃澱粉，等到身體的血糖維持恆定、胰島素濃度降低時，再開始在用餐最後加上米飯等穀類，瘦身效果會更好。

　　研究指出，碳水化合物會升高血糖，如果告訴別人「不要吃碳水化合物」或「減少血糖含量」，這些原則便很難被遵守；但若反覆提醒「吃碳水化合物之前先吃蛋白質」，人們會更容易行動。

　　所以別想著減少澱粉，想著先吃蛋白質就對了！用餐前保持空腹，用餐的第一口先吃蛋白質和蔬菜，至少吃一小碗之後，等待升糖素運作得差不多，就可以開始吃碳水化合物（全穀雜糧類）。

13
為什麼吃東西
要先吃蛋白質？

14
如何吃得飽足
又瘦得健康？

15
隔夜飯是
低 GI 的抗性澱粉？

16
為何體重過重
卻被說營養不良？

17
壞膽固醇變多，
不是雞蛋惹的禍，

18
常見慢性疾病的
飲食策略

　　如今已經有許多鼓舞人心的研究成果，我們也期待會有更多研究樣本數支持這個論據。「吃蛋白質再吃蔬菜，最後吃碳水化合物」，養成簡單的習慣，能為我們健康建立長久效益。

 那些吃東西教我的事

- 先吃蛋白質再吃菜、碳水化合物，有飽足感又能瘦身
- 升糖素能分解脂肪，還能降低胰島素的濃度
- 最佳飲食順序：蛋白質→蔬菜→碳水化合物→水果

125

14 如何吃得飽足又瘦得健康？

減重是許多人的目標。很多人把少吃多動當作瘦身的原則，但往往因為飢餓感而無法持久，一不小心還可能暴食。更重要的是，餓肚子減的是肌肉，而不是身體的脂肪。如果減肥不能餓肚子，要怎麼吃得飽足，又能瘦得健康？

▶ 足夠的瘦體素讓減肥變容易

讓我們身體產生飽足感的來源，叫做瘦體素（Leptin）。瘦體素是一種特殊的蛋白質。當進食時體內脂肪增加，脂肪細胞會釋放出瘦體素來通知大腦的下視丘，傳達「吃飽了！」的訊號，使身體降低新陳代謝，並抑制食欲，讓人吃完飯時感到心滿意足，並停止進食欲望。

運動時，身體的脂肪減少、燃燒，體內的瘦體素濃度就會降低，大腦接受了飢餓的通知，又會開始感到飢餓。

值得注意的是，當身體脂肪含量高時，瘦體素濃度也高。長期處在高濃度的瘦體素中，就會產生瘦體素阻抗

13 為什麼吃東西要先吃蛋白質？

14 如何吃得飽足又瘦得健康？

15 隔夜飯是低GI的抗性澱粉？

16 為何體重過重卻被說營養不良？

17 壞膽固醇變多，不是雞蛋惹的禍，

18 常見慢性疾病的飲食策略

（leptin resistance），此時下視丘對於瘦體素傳遞的訊號會變得遲鈍，即使進食後瘦體素增加了，身體仍然有進食欲望。

除此以外，睡眠不足的人，體內瘦體素會減少 20％，所以當我們熬夜，食欲會變得比平常好，不知不覺就吃了比平常更多的熱量。

吃東西吃得太快，沒有咬幾下就吞進肚裡，瘦體素會來不及分泌，雖然熱量有了，大腦來不及通知身體感到飽足，腸胃也不好消化食物。

加上東西吃太快時容易一下吃太多，吃完又變得太飽，就是因為瘦體素來不及通知大腦訊號的緣故。所以細嚼慢嚥很重要，一方面能使更容易吸收吃進來的營養素，另一方面也能增加飽足感。

要增加飽足感，就要讓食物在胃裡面消化的時間增長，食物在胃裡的時間久，飽足感也會持久。依照食物的消化速度，我們可以決定吃多吃少、先吃後吃。食物消化時間長的先吃，對身體的負擔小，胃有更長的時間消化，讓血糖平緩上升。

▶ 蛋白質先吃，降胰島素又助燃脂

之前提過，先吃蛋白質可以啟動我們體內分解蛋白質的消化酵素，蛋白質和脂肪可以刺激胰臟製造升糖素，並抑制胰島素的分泌，達到血糖穩定。

瘦體素是影響飲食欲望的關鍵，濃度高就會使我們少吃，濃度低就會使我們多吃。雞、鴨、牛、羊等肉都是動物性蛋白，胃必須分泌胃蛋白酶並進行攪拌，將蛋白質攪拌成粥狀（食糜）的狀態，小腸才能接著消化吸收。

蛋白質消化的時間約四到五個小時，能維持長時間飽足感，又是低升糖指數的食物，可以避免胰島素大量分泌累積脂肪，並促進胰升糖素分泌，使身體的代謝進入脂肪燃燒的狀態，是減重的關鍵。

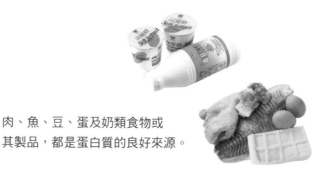

肉、魚、豆、蛋及奶類食物或
其製品，都是蛋白質的良好來源。

13 為什麼吃東西要先吃蛋白質？

14 如何吃得飽足又瘦得健康？

15 隔夜飯是低 GI 的抗性澱粉？

16 為何體重過重卻被說營養不良？

17 壞膽固醇變多，不是雞蛋惹的禍

18 常見慢性疾病的飲食策略

如果缺乏蛋白質，那麼身體的頭髮、指甲會變得脆弱，還有可能患上肌少症，容易累，而且燃燒脂肪的速度緩慢。血液中的蛋白質有一半是白蛋白（Albumin），由肝臟合成，也存在奶和蛋中。它會維持血管的滲透性，若不足就會造成水腫肥胖。

脂肪則是影響我們身上肥肉多寡的因素，我們變胖、變重常是因為脂肪囤積；更重要的是，若體內囤積的脂肪過多，就會降低大腦對瘦體素的敏感度，進而影響飽足感乃至於飲食的欲望，因此脂肪的攝取量也必須適中。

▶ 纖維素增加飽足感，澱粉供應能量

食物中的纖維素消化耗時，在胃裡停留的時間長達 4 至 5 個小時，而且纖維素屬於長鏈碳水化合物，是一種低 GI 值的碳水化合物，不會讓胰臟分泌很多胰島素，因此可以讓飽足感持續下去。

換言之，身體處理纖維質的時間很長，纖維質含量高的食物就會在體內待得比較久，讓飽足感長時間地持續。而且，纖維質含量高的食物咀嚼時間比其他食物久，能延緩吞嚥時間，讓胃有足夠的時間對大腦傳遞「我吃飽了」的訊息。

此外，纖維質會吸收流經胃裡的水分，而讓胃裡的食物團膨脹、體積變大，更易有飽足感。像是蔬菜和水果的纖維素就會留住 9 成的水分。

當攝取過多的澱粉時，多餘的部分會轉變成脂肪加以儲存，由於這樣許多人對澱粉警惕萬分，巴不得去之而後快。然而，若靠不吃澱粉來減肥，體重可能會忽上忽下，而且基礎代謝率會無法提升。

澱粉可以提供飽足感，也是身體主要熱量的來源，只要攝取維生素 B 群提高代謝率，也能維持血糖平衡。如果想要減重並調整澱粉攝取，最好的方式是捨棄不好的澱粉來源，如精緻米、精緻麵粉，而改以地瓜、山藥等優質的澱粉來取代。

不好的澱粉屬於低 GI 值食物，會破壞身體的糖分分解和胰島素分泌機制，讓吃下去的糖變成脂肪。精緻澱粉會使血糖濃度快速上升，這樣身體就會為了平衡血糖而分泌胰島素，而胰島素會把澱粉變成脂肪儲存起來。胰島素大量分泌會使血糖快速下降，進而造成飢餓感。吃進抗性澱粉，則不會使血糖快速上升，胰島素也就不會過度分泌，胰升糖素則會分泌，可幫助身體燃燒脂肪。

13 為什麼吃東西要先吃蛋白質？

14 如何吃得飽足又瘦得健康？

15 隔夜飯是低GI的抗性澱粉？

16 為何體重過重卻被說營養不良？

17 壞膽固醇變多，不是雞蛋惹的禍

18 常見慢性疾病的飲食策略

　　由此可見，要在有飽足感的情況下減重成功，首先是適當攝取蛋白質（肉類），其次是含纖維質的食物（蔬菜類），讓飽足感維持得久一點；最後是透過抗性澱粉的攝取，而來避免血糖過度上升而使胰島素過度分泌，造成脂肪合成、飽足感減少。透過這樣的飲食原則能促進升糖素的分泌，使我們能夠在飽足感下減重成功。

 那些吃東西教我的事

● 掌握飲食順序、睡飽並細嚼慢嚥，幫助瘦體素分泌
● 先吃蛋白質，幫助升糖素和瘦體素的分泌
● 纖維質消化時間長、保水體積大，還能清腸解便祕
● 最後再攝取抗性澱粉，避免血糖和胰島素上升

15 隔夜飯是低 GI 的抗性澱粉？

臺大與衛福部國健署合作，發現高血糖是國人死亡的第一名危險因子。現代生活步調快，壓力大，外食族肉類和澱粉多、青菜少，一不小心就熱量超標。為什麼吃完飯變得很疲憊？很可能就是引起高血糖的高 GI 值飲食惹的禍！

▶ 高 GI 值飲食習慣易導致高血糖

讓我們的血液處在高血糖的原因，最主要就是高 GI 值食物。精緻澱粉如麵包、麵類，還有內臟類、加工食品、高油高糖的食物，都是高 GI 值的飲食選項。

碳水化合物會分解成葡萄糖進入血液，是我們身體能量的主要來源，然而超出身體需要的碳水化合物會導致胰島素快速分泌，將葡萄糖合成肝醣和肌醣，儲存在肝臟或肌肉中；如果仍然過量，就會合成脂肪。

泡麵雖然方便料理，但屬於高 GI 食 ▶
物，而且添加物多，吃多了可能會
造成器官病變。

13 為什麼吃東西要先吃蛋白質？

14 如何吃得飽足又瘦得健康？

15 隔夜飯是低GI的抗性澱粉？

16 為何體重過重卻被說營養不良？

17 壞膽固醇變多，不是雞蛋惹的禍，

18 常見慢性疾病的飲食策略

若長期處在高血糖的狀況裡，細胞會對胰島素的敏感度會越來越低，形成胰島素阻抗（Insulin Resistance；IR），於是身體必須產生更多的胰島素，代謝也變得緩慢，如此一來，就會造成肥胖、容易口渴、飢餓、頭痛、注意力難以集中、視線模糊、頻尿，和容易感到倦怠的狀況。

如果問題一直沒解決，身體的氧化壓力及發炎反應就會持續發生，容易受到細菌感染、皮膚乾燥或發癢、無緣無故疼痛、尿道感染、創傷難以癒合、生殖器發癢等問題。

因為胰島素分泌太多，嚴重的話還會造成心臟病、糖尿病，而糖尿病還可能有腦中風、失明、心肌梗塞、腎臟病變、腳部血液循環不良等慢性併發症。

什麼是升糖指數（GI 值）？

升糖指數（Glycemic index，簡稱 GI）的主要功能是用在食物中糖分對血糖值的影響。通常把指數 55 以下者稱為低 GI，指數 55 至 75 稱為中 GI，指數 75 以上稱為高 GI。

高 GI 食物在消化吸收過程會快速分解葡萄糖並釋放到血管，而使血糖波動，衍生高血糖等相關疾病。低 GI 食物則因為分解、釋放過程都緩慢，能維持血糖恆定，被認為有益於健康。

▶ 吃對食物，讓體內血糖值平穩

治本之法，就是要維持血糖的平穩，而維持血糖穩定，最重要的是三餐定時定量。有一餐沒一餐的隔餐飲食會讓血糖大起大落；一日多餐則讓腸胃排空時間變短，腸胃處在持續的消化食物的狀況裡，就會少了消化熱量、分解脂肪的機會。

富含高纖維質的碳水化合物，對於維持血糖也有極佳的功效，像是全麥麵包、全穀米、糙米，或部分含有低糖分（甜度低）與高纖維質的新鮮水果等，都是不錯的選擇。這是因為高纖維質的食物，可以延長食物的消化與吸收（吸收速率比較慢），甚至比消化脂肪還要來得長。

澱粉被持續且穩定的消化吸收，身體就可以平穩的「充電」，而不會引起血糖值波動過大，所以能夠讓人有好的專注度、活力跟飽足感。

除此以外，富含高糖的水果則建議飯後一個小時內吃，因為在這段時間內，三餐飲食中尚未完全消化的油脂、蛋白質能有效減緩水果中的醣類進入血液的速度，避免血糖快速上升，胰島素大量分泌。

13 為什麼吃東西要先吃蛋白質？

14 如何吃得飽足又瘦得健康？

15 隔夜飯是低GI的抗性澱粉？

16 為何體重過重卻被說營養不良？

17 壞膽固醇變多，不是雞蛋惹的禍

18 常見慢性疾病的飲食策略

十穀飯、地瓜、山藥、南瓜、燕麥也都是適合變換為主餐的低 GI 食物，芭樂、香菇、綠色蔬菜等都是很好的「低 GI 食物」或「低胰島素食物」。

避免食用精緻的米、麵等 GI 值高的食物，血糖便不會快速上升，更有助於維持血糖的穩定。值得一提的是，五穀米、糙米除了富含纖維質，也是 GI 值低的食物，而地瓜、山藥除了 GI 值低，還含有優質澱粉，是讓血糖維持平穩的絕佳選擇。

▶ 隔夜飯是低 GI 值的優質澱粉

生米的澱粉叫做 β（beta）澱粉，不溶於水，身體無法直接消化吸收，但在煮熟過程中，澱粉結晶構造會拆解，轉變為 α（alpha）澱粉。α（alpha）澱粉可以被身體分解成小分子供小腸吸收，成為我們熱量的來源，提供身體所需的營養素。

米飯冷卻之後置於常溫中冷藏，水分離開澱粉後澱粉就會「老化」，變得又乾又硬。

此時「老化」的澱粉稱為抗性澱粉（或稱為抗解澱粉），和根莖類的澱粉（地瓜、山藥、南瓜、玉米）相同，

是不溶水性的膳食纖維，可以幫助腸胃蠕動、紓解便祕、降低腸內壞菌滋生，及消除毒素、致癌因子，增加免疫力。

吃隔夜飯時，我們會將乾硬的米飯再度復熱，此時抗性澱粉的構造又會稍稍改變，但在攝取同樣分量的情況下，依然可以使血糖反應升降平緩。只要將轉化為抗性澱粉的乾硬米飯加熱，就能吃到成為優質澱粉的可口米飯！

除此以外，醋飯也是很好的選擇。因為醋、檸檬汁、番茄等酸性食物，可以減緩胃排空的速度，讓胰島素不會劇烈上升，維持血糖穩定。

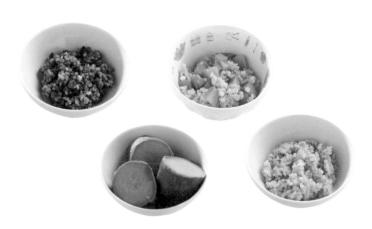

比起精緻白米飯，選擇五穀飯、糙米飯、蒸地瓜、五穀飯等優質澱粉類當主食，不但膳食纖維高，還能防止進食後血糖迅速飆高

13 為什麼要先吃蛋白質？

14 如何吃得飽足又瘦得健康？

15 隔夜飯是低GI的抗性澱粉？

16 為何體重過重卻被說營養不良？

17 壞膽固醇變多，不是雞蛋惹的禍

18 常見慢性疾病的飲食策略

　　長期外食和缺乏運動的生活型態，是導致高血糖的主因。只要三餐定時定量，和選擇低 GI 值的飲食，便能使血糖維持恆定。例如富含纖維的蔬果和高纖的全穀雜糧，都是很好的低 GI 飲食。 另外，規律運動就能降低血糖，因為運動除了消耗熱量，還會消耗血液中的葡萄糖、肝醣、和肌醣，使血糖值進入健康的範圍。

 那些吃東西教我的事

- 高 GI 飲食令人精神大起大落，還會形成各種慢性問題
- 維持血糖穩定原則就是要選低 GI 飲食並三餐定時定量
- 隔夜飯是好澱粉，醋飯減緩胃排空，都能維持血糖穩定

16 爲何體重過重卻被説營養不良？

為何吃完東西、吃飽了，體重也增加了，體力卻變差、思緒不清晰，變得虛弱？吃了那麼多東西，應該是營養豐富，怎麼反而營養不良？原來身體雖然增加了熱量，卻沒有得到必需的營養素，脂肪增加，身體的細胞依然飢餓。

▶ 吃了很多東西，身體細胞卻很餓

聯合國兒童基金會（UNICEF）指出，全球過半數 5 歲以下兒童未吸收足夠的重要維生素與礦物質，熱量卻充足，這個長期問題被稱為「隱性飢餓」——我們看似吃飽了，身體需要的營養卻嚴重缺乏。

會有這樣的情況，在於現代人的飲食習慣普遍營養不均。國健署 2013-2016 國民營養健康狀況變遷調查結果顯示，19 至 64 歲成人每日平均乳品攝取不足 1.5 杯者高達 99.8％，堅果種子不足 1 份的為 91％，蔬菜攝取量不足 3 份為 86％，水果攝取量不足 2 份亦為 86％。

13 為什麼吃東西要先吃蛋白質？

14 如何吃得飽足又瘦得健康？

15 隔夜飯是低 GI 的抗性澱粉？

16 為何體重過重卻被說營養不良？

17 壞膽固醇變多，不是雞蛋惹的禍

18 常見慢性疾病的飲食策略

大家普遍少吃蔬菜水果、乳製品和堅果類等優質蛋白質、維生素和礦物質，但攝取了很多的肉類和碳水化合物，零食和加工食品也吃了不少。

甜食和零食，如麵包、蛋糕、糖果等美味好消化，容易讓人上癮，因為升糖指數非常高，會讓血糖立即飆升，短時間令人精神一振，並且增加滿足感。然而零食和甜食雖然好吃，卻往往熱量高得嚇人，營養價值卻很低。

糖分和澱粉會讓胰島素快速分泌，多餘的葡萄糖轉化為脂肪，同時色胺酸進入大腦造成困倦，人不但易胖、身體發炎，又會精神不濟。而且零食有食品添加物的疑慮，內含許多身體難以代謝的人工合成物，必須靠肝臟、腎臟來代謝。

其他高 GI 值飲食，像是麵食類（拉麵、炒飯、燴飯），還有內臟（脆腸、肥腸、豬肚）；以及加工食品（甜不辣、花枝丸、貢丸、魚板、巧克力、餅乾等），也都是會讓人營養不良的高升糖指數食物。除了高升糖，加工食品難以辨識新鮮度還有加了多少人工合成物，過量的鹽、糖、味精、保鮮劑、防腐劑與氧化油脂等也容易讓人在不知不覺中血糖和膽固醇過高，並吸收過多的鈉。不當烹調方式的食物，包括炸、烤或滷的食物等，都會造成營養不良。

吃了高升糖指數的食物，人體內的血糖會加速上升，這會使胰島素大量分泌，影響食物的消化，造成脂肪的合成與加速儲存，這樣一來脂肪會更不容易代謝，因為胰島素會不斷地將過多的糖分轉變成脂肪，甚至演變成胰島素抗性，葡萄糖無法再進入細胞，讓脂肪無法正常代謝。

▶ 3 5 9 2 1：均衡瘦身的密碼

想要均衡飲食又能減重成功，可採用 35921 的做法。首先一天只吃 3 餐，拒絕 3 餐以外的零食誘惑，先吃蛋白質，然後吃蔬菜，吃的時後慢慢嚼，最後吃水果吃到八分飽，進食時間不超過 60 分鐘；其次，每一餐之間一定間隔 5 個小時、拒絕宵夜的誘惑，在晚上 9 點以前一定吃完晚餐。每天最少喝 2000ML 的水；最後，每天的早餐吃 1 顆蘋果。

營養素攝取方面，每餐蛋白質、脂肪的比例要設定在 40％，蔬菜、水果、澱粉要占 60％；而要避免體重溜溜球，就要採低熱量、低胰島素飲食，減少脂肪攝取量至總熱量的 20％、少吃澱粉類及升糖指數高的食物，而低脂蛋白質適度增加到總熱量的百分之 25％至 30％，且脂肪以植物性的為佳。

13 為什麼吃東西要先吃蛋白質？

14 如何吃得飽足又瘦得健康？

15 隔夜飯是低GI的抗性澱粉？

16 為何體重過重卻被說營養不良？

17 壞膽固醇變多，不是雞蛋惹的禍，

18 常見慢性疾病的飲食策略

【 35921 飲食原則示意圖 】

3 一天吃3餐。先蛋白質、再蔬菜、最後吃水果，無立即減肥需求建議搭配優質澱粉

5 兩餐間隔5小時。餐與餐之間有足夠時間消化，能產生飽足感，避免餓過頭而暴食

9 晚上9點之前吃完晚餐，拒絕宵夜的誘惑，以避免攝入過多熱量

2 每天至少喝兩千西西的水（白開水），有效促進腸胃蠕動與新陳代謝

1 每天早餐吃1種水果（整天最好吃到2至3種水果）

食物分配則可三道菜中一樣蛋白質、一道根莖類、一道葉菜類再加一份水果，或者五道菜中兩道葉菜類、一道根莖類、一份植物性蛋白質、一份動物性蛋白質再加一份水果。此外，吃的食物還要高纖、低油、少鹽。

身體過重，常是因為吃下過多加工精緻、會讓血糖快速升高、脂肪大量囤積的食物，或者是因為過度偏愛某一類的食物，如肉類、水果、澱粉類等造成。這些飲食法會破壞人體對營養素代謝與吸收的機制，造成營養不良、肥

胖。只要把握 35921 原則和每餐營養素比例，以及均衡每日餐桌上食物的分配，便能吃得健康又勻稱。

▶ 蔬果、蛋白質和碳水化物不可偏廢

如果只吃肉會怎麼樣？不吃蔬菜、水果、含碳水化合物的食物而只吃蛋白質類食物，會造成身體欠缺維生素、礦物質、電解質不平衡，而且還會因為酮酸增加而導致脫水問題。

此外碳水化合物吃太多固然會造成脂肪在體內儲存，但不吃含碳水化合物的食物會造成熱量不夠，也會造成蛋白質與脂肪代謝不正常，而產生大量酮體、帶走大量水分。

由於神經細胞缺乏葡萄糖提供能量，會導致機能受損；而長期過量攝取蛋白質類食物，會產生大量的氨，造成肝臟、腎臟代謝的負擔，並且使得鈣質大量流失、尿中的鈣增加。簡而言之，只吃肉會使身體累積許多毒素（肝腎過勞），水分不足、鈣質流失。

至於只吃蔬菜、水果，不吃脂肪、蛋白質類的食物，會令身體所需能量不足、荷爾蒙失調。而水果吃太多也會使血糖快速升高，長期會造成脂肪囤積，乃至於產生胰島素抗性。

13
為什麼吃東西
要先吃蛋白質
？

14
如何吃得飽足
又瘦得健康
？

15
隔夜飯是
低 GI 的抗性澱粉
？

16 為何體重過重
卻被說營養不良
？

17
壞膽固醇變多，
不是雞蛋惹的禍

18
常見慢性疾病的
飲食策略

每個人每天必須攝取的營養素包括蛋白質、脂肪、醣類、維生素、礦物質、水。每種營養素各有其功能。

蛋白質是最主要的營養素，負責維繫身體細胞組織的建造和修補，也是促進生長、發育的營養素；脂肪負責供給熱量，維繫身體細胞活動，還能維持體溫、保護內臟器官、保有皮膚彈性，也能促進脂溶性維生素的吸收。

維生素維持人體生理機能，有助身體合成消化酵素和激素，可以促進消化機能與營養吸收，使營養素及熱量有效利用。

礦物質可以建構細胞組織、調節人體生理機能、協助細胞更新與再生、維護人體的生長與能量代謝；水能使細胞正常運作，可促進食物消化吸收、維持循環及排泄作用、調節體溫。

那些吃東西教我的事

- 只有補充熱量和單一營養，會造成營養不良的「隱性飢餓」
- 避免高 GI 的飲食，蔬菜、蛋白質跟碳水化合物都要吃
- 實踐 35921 均衡瘦身原則，才能瘦得健康又持久

17 壞膽固醇變多，
不是雞蛋惹的禍

一聽到油和高膽固醇飲食，就想到肥胖和心血管疾病，讓人恐懼不已。事實上剛好相反，膽固醇是人體不可或缺的重要物質，而左右膽固醇含量的並不是大家一直想要減少的油！

▶ 脂肪跟膽固醇都是身體必要組成物

　　脂肪為六大類營養素的其中一種，負責供給熱量，維繫身體細胞活動，由碳、氫、氧的原子組成，主要以皮下脂肪、內臟脂肪的形式儲存，另外也有一些儲存在肌肉細胞內，還有一部分儲存在血漿當中。

　　身體攝取多餘的碳水化合物和蛋白質就會形成脂肪，成年之後，脂肪細胞的數量就不再增加，如果有多餘的脂肪就會存在於脂肪細胞。

　　我們的體內主要有 4 種脂肪，分別是三酸甘油酯（中性脂肪）、游離脂肪酸、膽固醇和卵磷脂。其中，三酸甘

13 為什麼吃東西要先吃蛋白質？

14 如何吃得飽足又瘦得健康？

15 隔夜飯是低GI的抗性澱粉？

16 為何體重過重卻被說營養不良？

17 壞膽固醇變多，不是雞蛋惹的禍

18 常見慢性疾病的飲食策略

油酯和游離脂肪酸是熱量的來源，膽固醇和卵磷脂是形成細胞膜的重要成分。

卵磷脂同時也是構成體內各微小組織膜的原料，例如細胞核膜等。膽固醇會隨著血液流到身體各處，負責組成身體結構與各種生理機能的運作。

我們的身體所需要的脂肪，建議約占一日總量的20%至25%，最多大約占每天總熱量的30%。脂肪可以補充身體熱量，也可以幫助維生素A、D、E、K等脂溶性維生素的吸收，還可以滋潤皮膚、減緩腸胃蠕動並產生飽足感。

各別來說，皮下脂肪能保溫、防止病原入侵；內臟脂肪則可以減緩外力對內臟的衝撞力道，從而保護體內重要器官，避免受傷。

膽固醇和蛋白質一樣，都是構成細胞膜（位在細胞最外圍的一層薄膜）的主要成分。它是製造腎上腺素荷爾蒙的材料，可以提升身體反應力，也能合成荷爾蒙料。膽固醇還可以轉變成膽酸，促進消化吸收，幫助人體代謝脂肪。

由此可知，體內如果沒有膽固醇，人體的生理結構和生命活動就無法正常運作與維持。

▶ 攝取不飽和脂肪酸可以降低壞膽固醇

我們需要做的並不是不吃膽固醇（蛋和肉），而是減少膽固醇飲食中的「飽和脂肪酸」和「高熱量」（油）。飽和脂肪酸會增加低密度脂蛋白膽固醇 LDL 的濃度，進而提高心血管疾病的風險，也是造成高血脂的原因。

飽和脂肪酸多存在動物的肉類中，例如動物的皮、內臟（豬皮、豬心、豬肝等）、牛油、豬油、五花肉或肥肉、蟹黃、魚卵、蛋黃、奶油、甜食等。

除了少吃飽合脂肪酸，還要多吃不飽合脂肪酸，因為不飽和脂肪酸不僅會降低壞膽固醇，還能讓好膽固醇濃度升高，清理血管。這種油類多存在植物和魚類中，例如堅果、魚、豆類；也可以多攝取 Omega-9 單元不飽和脂肪酸，如苦茶油、橄欖油。

高纖的食物如豆類、蔬菜水果跟全穀類可以促進代謝，纖維也有助於減少 LDL，降低身體的發炎反應。而食用沙丁魚、秋刀魚、青花魚等藍背魚類的魚肉，也是避免脂肪囤積的好選擇。

均衡三餐的飲食、用餐吃八分飽、減少碳水化合物、養成吃東西細嚼慢嚥的習慣，並適當攝取低熱量的食物、降低鹽分攝取；此外，三餐的用餐時間也要注意，早餐要在上午 9 點以前吃完，晚餐要在晚上 9 點以前吃完。

膽固醇構成人體的細胞膜和荷爾蒙，既非罪大惡極，還是維繫生命的重要物質呢。膽固醇可以自體合成和調節，若吃太多膽固醇會出現問題，則是 ApoE4 基因的關係，以及攝取過多飽和脂肪酸。無論基因序列如何，六大基本食物均衡攝取是不變的健康法則。

▶ 雞蛋不是膽固醇過高的元凶

雞蛋的營養價值高，與許多食物或食材搭配料理，變化多又美味可口，幾乎可以說是百搭，唯一的爭議大概就是「雞蛋到底會不會讓膽固醇升高」，還有「一天到底可以吃幾顆雞蛋」，每個專業角度都各有堅持。

膽固醇是身體不可或缺的物質，其中 75％為人體肝臟自然合成，食物攝取則占 25％。若食物攝取量超過 25％，人體的合成量會自然減少，也就是說，即使每天吃兩顆蛋，人體也能自然消化吸收，保持健康的膽固醇量。

13 為什麼吃東西要先吃蛋白質？

14 如何吃得飽足又瘦得健康？

15 隔夜飯是低 GI 的抗性澱粉？

16 為何體重過重卻被說營養不良？

17 壞膽固醇變多，不是雞蛋惹的禍

18 常見慢性疾病的飲食策略

那為什麼有些人會有膽固醇過高的狀況？美國和臺灣衛福部已指出，膽固醇過高不是食物惹的禍，而是 ApoE 遺傳基因的影響。ApolipoproteinE 位於人體第十九對染色體，簡稱為 ApoE。其基因序列變異點可分三種：e2、e3、e4，兩兩相配有 e2/e2、e2/e3、e2/e4、e3/e3、e3/e4 及 e4/e4 六種基因配對。攜有 e4/e4 的人肝臟處理壞膽固醇能力會大幅降低，百人中約占二至三人。

想知道自己是否帶有 Apo-e4 基因，可以到大型檢驗所作 ApoE 的檢查、以及 C 反應蛋白（C-Reactive Protein，CRP）檢查。若想省錢，也可以嘗試每天吃兩顆蛋，為期兩周，再到醫院作抽血檢驗。若膽固醇過高，也就知道自己是否含有此種基因了！

那只要沒有 ApoE4 基因，就不會有膽固醇過高的問題，可以盡情吃肉吃蛋嗎？確實，膽固醇含量最高的蛋不會造成你的膽固醇升高，但是肉類中的不飽和脂肪酸會。

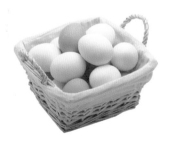

雞蛋絕對是最佳蛋白質食物，一般人若適量攝取，很難會有膽固醇升高的風險。

13 為什麼吃東西要先吃蛋白質？

14 如何吃得飽足又瘦得健康？

15 隔夜飯是低GI的抗性澱粉？

16 為何體重過重卻被說營養不良？

17 壞膽固醇變多，不是雞蛋惹的禍，

18 常見慢性疾病的飲食策略

膽固醇是一種脂質，成分是油。油無法溶於水，要在血液中遊走，必須附在蛋白質上，形成脂蛋白（lipoprotein）。

脂蛋白有兩種，分別是高密度脂蛋白（HDL）與低密度脂蛋白（LDL），HDL 是好膽固醇，會將膽固醇運送到肝臟進行合成及代謝；LDL 因為體積小，容易滲入血管壁運送膽固醇到全身，過多就會導致血管變窄，造成粥狀動脈硬化等心血管疾，所以被稱為壞膽固醇。飽和脂肪酸便會增加低密度脂蛋白膽固醇 LDL 的濃度，進而提高心血管疾病的風險，也是造成高血脂的原因。

╞ 那些吃東西教我的事 ╡

● 脂肪跟膽固醇可以保護臟器和製造荷爾蒙
● 只有極少數 ApoE4 基因的人吃蛋會提升低密度脂蛋白
● 少吃動物性飽和脂肪，多吃 Omega-3 等不飽和脂肪

18 常見慢性疾病的飲食策略

少油少鹽是大家耳熟能詳的飲食原則，但為什麼鹽會造成高血壓呢？外食會造成高鈉低鉀，那麼高鉀低鈉的飲食會不會比較健康？原來均衡才是最重要的！

▶ 三高族要降油鹽、減糖分、少加工品

這裡的三高不是學歷高、身分高、薪水高，而是跟我們的健康是密切相關的血壓高、血中糖分含量高及血中脂肪含量高。

在三高之前，會先發生代謝性症候群：肥胖、血壓、血糖、低密度膽固醇和三酸甘油脂偏高。遺傳、不良的生活型態均會導致三高，維持正常體重、適當的運動、改變飲食習慣（如節制飲食及高纖低脂飲食）及戒菸，可以延遲或避免未來心血管疾病和糖尿病的發生。

13
為什麼吃東西要先吃蛋白質？

14
如何吃得飽足又瘦得健康？

15
隔夜飯是低GI的抗性澱粉？

16
為何體重過重卻被說營養不良？

17
壞膽固醇變多，不是雞蛋惹的禍

18
常見慢性疾病的飲食策略

飲食方面，凡是含糖、含油或含鹽的食物都要加以限制。舉實際的例子，像是油煎、炸的食物，或者口感酥脆的食物必須要限制。豬油、奶油、椰子油、味精、豆瓣醬、沙茶醬等烹調食物的時候也應減少它們的使用量。

還有，我們很常會看到、吃到的肥肉、豬皮、雞皮、全脂奶類、內臟、魚卵、蟹黃、蛋黃、堅果類、糕餅類、小西點、各式加糖之甜點、加工罐頭、醃製食品等也要有所限制。此外，咖啡、茶、啤酒等最好也要少喝。

有三高問題的人，可多選用橄欖油、芥花油、花生油等；堅果類、全穀根莖類、蔬菜、水果、未加工豆類，並適量攝取沙拉油、黃豆油、葵花油。

▶ 腎功能不好，蛋白質更要好好選

遺傳基因、負面情緒和生活環境都會影響我們的腎臟健康，壓力和熬夜更會加重腎臟負擔，讓人畏冷且容易貧血。

腎臟衰弱時難以將蛋白質代謝出來的含氮的廢物代謝掉，因此要限制蛋白質的攝取，盡量吃高生物價值（容易吸收）的蛋白質。

加上我們人體中的蛋白質主要來自於動物性蛋白質，因此可限制麵筋、麵腸、瓜子、核桃、花生、腰果，還有豆類（綠豆、毛豆、豌豆）等植物性蛋白質含量多的食物，盡量選擇吃肉、魚（海鮮）、蛋和奶類等動物性蛋白質。

　　腎臟負責人體中鉀元素的代謝，由於血液中鉀的含量過高會造成人體心律不整、心跳停止甚至猝死，因此要限制攝取含鉀量高的食物，例如香蕉。

　　此外，腎臟也負責磷的排出，腎臟功能不好則會使磷堆積，進而刺激副甲狀腺素的分泌以排除磷，但這會破壞骨質，所以腎臟不好的人也常出現鈣太少、磷太多與骨質疏鬆的合併症狀。

　　由於蛋白質熱量有限制，可以用好的澱粉和油取代蛋白質熱量。低蛋白澱粉類（玉米粉、藕粉、地瓜粉、冬粉、米苔目）、純糖類（蜂蜜、冰糖），而烹調食物時可選用橄欖油、葵花油、沙拉油等幾乎不含蛋白質的純油脂補充熱量。多吃纖維、蔬果，多喝水（一天約 2,000 毫克），可以維持排便和排尿順暢，降低腎臟感染的風險。

13 為什麼吃東西要先吃蛋白質？

14 如何吃得飽足又瘦得健康？

15 隔夜飯是低GI的抗性澱粉？

16 為何體重過重卻被說營養不良？

17 壞膽固醇變多，不是雞蛋惹的禍

18 常見慢性疾病的飲食策略

肝功能不好，減少含鈉加工品

　　肝是身體的解毒器官，可以製造並儲存養分，也會參與脂肪、荷爾蒙的代謝，所以一旦出問題時會造成虛弱和荷爾蒙紊亂，導致皮膚出狀況。晚睡晚起、暴飲暴食、不吃早餐、食用加工食品（防腐劑、添加物、人工甘味劑）、急躁和壓力，都會使肝過勞。肝臟發炎時，晚上容易睡不好（夜晚抽筋）、右腰或右肩疼痛（發炎推擠到右邊的肋間神經）、傷口不容易癒合、皮膚問題（粉刺變多、鼻頭發紅、蜘蛛痣或手掌發紅）。

　　肝是代謝酒精、廢物的地方，當肝功能不好，容易產生身體廢物的食品都要少吃。例如咖啡的飲用量必須減少，因為咖啡因代謝主要是肝臟的工作，而酒是絕對不能喝的。減少食物中醬油、鹽的含量，少吃海產、鈉含量高的加工食品（火腿、皮蛋、肉鬆、薯條等）。

　　此外，食物中蛋白質、脂肪的含量也要加以限制，避免脂肪肝發生。再來，如果肝不好，那麼像四物湯、人蔘雞、當歸鴨等滋補類的食品必須少吃，還要減少麻油在食物中的含量，而麻辣、刺激、油煎、油炸的食物也要加以限制。如果會口乾舌燥，那麼還要少喝含枸杞、黃耆、當歸的養生茶。

每天應喝 6 到 8 杯水，也可以喝脫脂牛奶、天然果汁、茶等。適量將奶酪摻到雞、魚、瘦肉、蛋中食用。天然的食材是最好的，營養豐富，又沒有排毒負擔。可以多吃木耳、香菇、蘑菇，還可以吃天然原味的蔬菜、水果，還有可降火氣的綠豆、薏仁、蘆筍、絲瓜、西瓜、蘆薈、蚌，以及可調理腸胃的蓮子、山藥等。

▶ 甲狀腺亢進，含碘食物要減少

甲狀腺亢進是臺灣常見疾病，發病狀況年齡多 20 至 40 歲青壯年，而且女性占比高，男女性比例為 1:7。

造成甲狀腺炎的原因可能是細菌、病毒感染，也有可能是壓力和遺傳基因造成免疫系統產生「甲促素受體抗體（TSH-receptor antibody, TRAb）」，刺激甲狀腺素分泌，促使甲狀腺腫大。

若有甲狀腺亢進的問題，那麼含碘量高的食物應限制食用，因此別吃海產（海藻、海帶、蝦貝類），含有碘的菠菜則少吃即可。刺激性的食物也要避免，不要喝咖啡、酒等飲料。我們容易忽略的是，優酪乳、牛奶等因為在加工消毒的過程中會添加碘，因此含碘量也很高，所以不能喝太多。

13 為什麼吃東西要先吃蛋白質？

14 如何吃得飽足又瘦得健康？

15 隔夜飯是低GI的抗性澱粉？

16 為何體重過重卻被說營養不良？

17 壞膽固醇變多，不是雞蛋惹的禍，

18 常見慢性疾病的飲食策略

壓力是造成甲狀腺亢進的原因之一，保持身心舒緩、愉快，正常作息很重要。刺激心臟的物品，如避免咖啡、濃茶、菸酒，都能減緩心悸狀況。

另一方面，有甲狀腺亢進問題的人，為了維持身體機能的正常運作，在飲食上要加強熱量、碳水化合物、蛋白質、維生素 B、A、C 的攝取；除此之外，吃蔬菜水果，攝取適量的十字花科食物（芥蘭、萵苣、花椰菜、高麗菜、白菜、蘿蔔等），可以減少人體對碘的吸收，降低體內過剩的甲狀腺素。

那些吃東西教我的事

● 三高者要少鹽少油少糖，高纖低脂飲食能使指數回歸正常
● 腎臟衰弱採低蛋白，高優質澱粉與油脂飲食，並足量喝水
● 肝臟不好要少菸酒和加工食品，與吃天然食材
● 甲狀腺亢進要少吃海產和咖啡，多蔬果和十字花科食物

食物營養學

19 食品標示上 没有説的祕密

為了符合（應付）法規規定，市面上有包裝的食物多半會有成分與營養，很多消費者為了健康，會依照標示來選購。只是，這些數字或文字可能是個陷阱，熱量算錯了事小，無法被得知的食品添加物才讓人膽戰心驚。

▶ 零熱量的食物真的零熱量嗎？

市售食品標示零熱量，其實可能是所含熱量不超過 4 大卡（還是有熱量，只是熱量很低）。至於，像減糖、低糖或無糖分等文字，通常是減少小分子醣類的含量，卻額外添加某些合乎免標示的代糖，而某些代糖可能有害健康，選購時除了要看熱量表，更要閱讀成分標示。

為了符合免標示的規定，市面上的食物常添加糖精、阿斯巴甜、蔗糖素、醋磺內酯鉀、甜菊素、醣醇甜味劑等代糖。代糖一樣有熱量，會使血糖飆高，一樣會變胖。

19
食品標示上
沒有說的祕密

20
鹼性食物能調整
酸性體質嗎
？

21
當亞硝酸鹽
遇上了維生素
C

22
咖啡和巧克力
這樣吃才健康

23
別再把魚皮
丟掉了

24
挑對東西吃
居然能提升腦力

　　其中，糖精常見於無糖食品、口香糖、醬菜、成藥。醋磺內酯鉀與阿斯巴甜常見於低卡可樂（或標榜健康的飲料）、冰淇淋、口香糖。蔗糖素目前被廣泛用於汽水、果汁、烘焙甜點。甜菊素耐熱度高，適合烹調烘焙。電視廣告常聽到的木糖醇和山梨糖醇常在涼糖、口香糖或清涼口含錠中被使用。

　　當然，不是說看了這些就乾脆什麼都不買不吃，我也知道在現代這個社會，完全不外食簡直是天方夜譚，但又要顧健康，又要顧美味，又要顧方便的話，要用什麼態度與方法來看待市面上的各項商品呢？

　　最簡單的方法，就是盡量不要「從一而終」，不只要避免單憑個人喜好而只選特定商品，還要多樣化地選擇不同品牌與不同食物。

　　值得注意的是，熱量不能光看總熱量，而是要看每份的份量與所含熱量，當然也要看其飽和脂肪、反式脂肪、鈉等含量。至於，商品所標示的成分或添加物，應該選擇「看得懂的」，如果超過 3 樣不認識，即使熱量再低也不要選購。畢竟，加工品不只是牽涉熱量的問題，還有食品添加物的問題。

▶ 增加風味卻有礙健康的食品添加物

　　市面上的加工食品通常添加過多的油、糖、鹽、香料、色素、防腐劑、膨鬆劑、人工甘味劑、乳化劑、合成香料等，這類食品添加物吃多了，往往需要透過肝臟、腎臟來代謝，以致為了品嘗「美」食而增加身體器官的負擔。

　　更何況很多營養素都在加工期間被破壞，長期吃下來，吃進身體的只剩下香料與添加物而已。

　　食品添加物時常是不得已而添加，法規也有明確規定其含量，但吃多了，對身體有很大的負面影響。它不是細胞需要的營養素，細胞需要的營養素一定是小分子，就是六大基本食物提供的胺基酸、脂肪酸、葡萄糖、水、維生素及礦物質，這些營養素才能被身體吸收利用，而食品添加物則沒有辦法，甚至會阻礙身體機能正常運作。

　　廣義的食品添加物包括一般食品添加物、人工化學合成添加物、天然食品添加物及天然食品添加物之加工產品等。食品添加物是為某種使用目的而刻意添加，與其他食品中可能存在或殘留的有害物質，如重金屬、細菌毒素、放射線或農藥等類似，不僅進不了細胞做後續利用，還會讓身體發炎，產生疾病。

19 食品標示上沒有說的祕密

20 鹼性食物能調整酸性體質嗎？

21 當亞硝酸鹽遇上了維生素C

22 咖啡和巧克力這樣吃才健康

23 別再把魚皮丟掉了

24 挑對東西吃居然能提升腦力

另外，某些公認安全的添加物（generally recognized as safe, GRAS），如砂糖、食鹽、香辛料等，也因為食用安全毒性評估技術的進步，使用限制逐漸被嚴格要求。聰明的消費者在購買市售食品時，最好特別留意，列入參考，避免香濃、太甜、太鹹及精緻澱粉的品項。

購買保健食品時，則要請教醫師、藥劑師或營養師，挑選有合格認證的產品或營養品，確定需要、副作用外，更要貨比三家，留意商品的評價。萬萬不能將保健食品當成藥品或飲食的首選。

▶ 集食品添加物大成的肉丸子

我先聲明，不是所有的肉丸子都是我以下提到的做法，不過，根據日本暢銷書作家、有「食品添加物之神」之稱的安部司，大部分超市所販售的肉丸子就是這樣做的。

曾經在食品加工廠工作的安部司，用將近30種的食品添加物，包含乳化劑、黏著劑、化學調味料等，開發出既美味又便宜的肉丸子，一推出就大受歡迎，本來洋洋得意的安部司，直到看到3歲的女兒津津有味吃著肉丸子時，才決定把真相公諸於世。

肉丸子的主體，其實是廉價的「肉屑」，也就是從牛骨上刮下來，根本不能稱為肉的部分，一般都是拿來做成寵物食品。若在原來的狀況下，肉屑既不能成為絞肉，也沒有味道，即使那確實是「牛肉」。肉屑必須加進廉價廢雞（不會再下蛋的雞）的碎肉，才能讓整個量增加。在此之前，這些組合肉還是搬不上檯面的。

　　要使廉價肉變美味，少不了添加物來湊熱鬧。先加入一種有人造肉之稱的組織狀大豆蛋白，好讓口感更加滑溜柔嫩，再加入豬油和加工澱粉，肉感更加明顯。

　　接著使用大量的牛肉精、化學調味劑等，改善沒有味道的問題。為了大量生產，使機械式作業更順利，還得加入結著劑、乳化劑。此外，為了讓顏色更好看加入著色劑，為了延長保存期限加入防腐劑、pH調整劑，為了防止褪色，也使用了抗氧化劑。

　　就這樣，肉丸子的形體完成了。最後步驟是和醬汁及番茄醬攪拌在一起，就大功告成了，當然，醬汁和番茄醬為了降低成本，也得用很多化學添加劑來製造。

　　就添加物的種類來說，肉丸子為了風味與長久保存，大概使用了至少 20 至 30 種食品添加物，這幾乎可以說是

19
食品標示上
沒有說的祕密

20
鹼性食物能調整
酸性體質嗎？

21
當亞硝酸鹽
遇上了維生素C

22
咖啡和巧克力
這樣吃才健康

23
別再把魚皮
丟掉了

24
挑對東西吃
居然能提升腦力

「添加物集合體」了。本來應該是要被淘汰的「垃圾肉」，卻能因為加入大量的食品添加物，升級變成「食品」等級的肉丸子。不知道有沒有人曾經想過，吃下肚的可能不是肉丸子，而是滿滿的添加物！

那些吃東西教我的事

● 閱讀成分標示表，看不懂超過3樣就選別樣買吧
● 要選擇有合格認證的保健食品，不然健康恐怕大打折扣
● 吃進嘴裡的津津有味，可能全都是靠食品添加物提的味

20 鹼性食物能調整酸性體質嗎？

「一直被蚊子叮，一定是因為吃太多肉體質變酸了。」「市面上的鹼性離子電解水機，這樣喝水更健康嗎？」近日坊間出現用酸鹼食物來調理體質的各種商品和概念。事實上，吃再多肉，你的血液都不會酸到哪裡去！

▶ 酸性體質和鹼性體質只是一個騙局？

食物確實有酸性或鹼性。食物雖有酸性及鹼性之分，但人體並沒有所謂的酸性體質、鹼性體質，更別提用食物改變體質，來影響身體酸鹼平衡的說法。

體內有三大系統在維持酸鹼平衡：緩衝系統、腎臟控制、呼吸系統，這三個系統將血液的酸鹼值控制在 7.35 至 7.45 之間，維持體內弱鹼性的環境。

當身體產生酸性代謝物，呼吸就能排除一部分！呼吸和腎臟系統都會將酸性廢物排出體外，恆定維持酸鹼平衡。如果身體發生腎臟疾病或是唾液腺疾病，尿液或唾液的酸

19 食品標示上沒有說的祕密

20 鹼性食物能調整酸性體質嗎？

21 當亞硝酸鹽遇上了維生素C

22 咖啡和巧克力這樣吃才健康

23 別再把魚皮丟掉了

24 挑對東西吃居然能提升腦力

鹼值就可能改變，但仍然與全身的酸鹼毫無關聯。

一但身體的血液真的偏了酸性，就代表事態嚴重了，因為人體的血液與體液的酸鹼值只要稍微變動，就會造成新陳代謝的失調與混亂。罹患癌症時，腫瘤的生成會造成週邊細胞環境變酸；一旦產生過酸過鹼，都是會危及生命的中毒現象。

楊恩（Robert O. Young）在 2002 年初版《酸鹼值奇蹟》（The pH Miracle：Balance Your Diet, Reclaim Your Health），成了風靡全球的暢銷書，強調以酸鹼食物飲食法來讓身體不會過於酸性。

一位乳腺癌患者聽信這個的說法放棄化療，改以「鹼性飲食法」治療癌症，導致延誤病情，於是在 2015 年提出告訴。在 2018 年 11 月法院判決詐欺罪成立，楊恩被重罰 1.05 億美元（32 億臺幣）。

雖然酸鹼理論早已被破解，這樣的觀念仍舊層出不窮。只要記得，正常人體內血液通常呈弱鹼性，因為腎臟會嚴格地自動調節血液的酸鹼值，所以吃進過酸或過鹼的食物都會經由尿液排出。經由此機制來維持血液酸鹼平衡，使體內許多生化反應得以順利進行，飲食無法改變全身的 pH 值。

▶ 關於酸性體質和鹼性體質的 3 大迷思

❶ 鹼性離子水真的是鹼性嗎？

　　水裡面本來就有離子存在，如果把水通電進行電解，水中的陽離子，像是鈣、鎂、鈉、鉀等陽離子會因為帶正電會聚集至負電極，這些陽離子同時會吸引水中的氫氧離子（OH-）靠近，所以陰極附近的水就是所謂的「鹼性水」。反之，正電極附近的水，就是「酸性水」了。這些鹼性水觸碰到空氣後很可能快速平衡，導致回復中性，即使仍舊維持鹼性，對身體酸鹼也沒有任何影響。

❷ 被蚊子叮是因為最近肉吃太多？

　　吸引文字靠近的是身體的熱度和二氧化碳的濃度，這也是為什麼睡覺時，蚊子總愛在頭部縈繞不去，因為孔鼻會呼出二氧化碳，而頭部散發的熱能約占全身的 7％至 10％，特別溫暖，也難怪會成為蚊子攻擊的目標。也就是說，吸引的蚊子的並非人體質的酸鹼性，而是跟體溫很有關係。

❸ 酸性體質容易疲累、記憶力減退、四肢無力？

　　身體的血液會維持在恆定的弱鹼，血液太酸是酸中毒，太鹼則是鹼中毒。當腎臟出現問題時，酸性物質代謝物累積過多，就有可能導致代謝性酸中毒。藥物跟毒物也可能

19
食品標示上
沒有說的祕密

20
鹼性食物能調整
酸性體質嗎？

21
當亞硝酸鹽
遇上了維生素C

22
咖啡和巧克力
這樣吃才健康

23
別再把魚皮
丟掉了

24
挑對東西吃
居然能提升腦力

造成酸中毒，使病患呼吸加快、疲倦、嗜睡、心跳加快和血壓降低。這時要做的不是補充鹼性食物，而是檢查是否有糖尿病或腎臟相關疾病。呼吸時，身體的酸性物質會排出，如果呼吸過度，會導致二氧化碳大量排出，血液 pH 值上升。氣喘和過度呼吸症候群都會引發急性呼吸性鹼中毒，導致頭暈眼花、胸悶、呼吸困難、四肢抽蓄。

▶ 酸性、鹼性、中性食物，一次搞清楚

食物的酸鹼性與礦物質息息相關。食物含鉀、鈉、鈣、鎂、鐵，則為鹼性；食物含磷、氯、硫則呈現酸性。食物在身體分解後，會呈現酸性或鹼性，要知道食物的酸鹼程度我們可以模仿消化過程，將食物乾燥燒成灰燼後，用酸鹼滴定中和來得知。

酸性食物經過消化吸收等代謝之後，所產生的陰離子，如磷酸根（PO_4^{3-}）、硫酸根（SO_4^{2-}）、氯離子（Cl^-）多於陽離子，如鈉離子（Na^+）、鉀離子（K^+）、鎂離子（Mg^{2+}）、鈣離子（Ca^{2+}），過多的陰離子在體內容易形成酸，而產生酸性反應；反之，如果產生的陽離子較多，因為陽離子可使身體保留較多的重碳酸根離子，就容易在體內產生較多的鹼，形成鹼性反應。

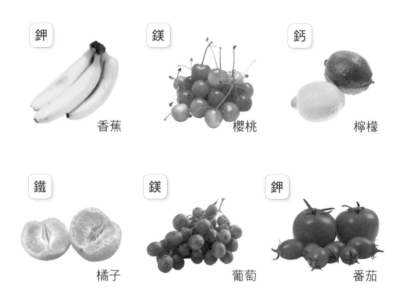

鉀　香蕉

鎂　櫻桃

鈣　檸檬

鐵　橘子

鎂　葡萄

鉀　番茄

▲ 食物的屬性視組成營養素而定義。水果通常以鹼性礦物質為主，故多半被歸納為鹼性食物。

　　蛋豆魚肉類和全穀根莖都屬於酸性食物，奶類、蔬菜和水果則多是鹼性食物。牛奶含有豐富的磷，但是鈣質更多，因此是鹼性的；食鹽的成分是氯化鈉，在體內所產生的氯離子及鈉離子一樣多，剛好酸鹼平衡，所以是中性食物。糖、油、醋、茶等食物所含的礦物質含量甚微，因此也視為中性食物。

19 食品標示上沒有說的祕密

20 鹼性食物能調整酸性體質嗎？

21 當亞硝酸鹽遇上了維生素C

22 咖啡和巧克力這樣吃才健康

23 別再把魚皮丟掉了

24 挑對東西吃居然能提升腦力

鹼性食物大多為蔬果，含纖維素、植化素、多酚和維生素，是抗老防癌增加活力的重要食物；而酸性食物多為主食類和蛋豆魚肉類，是供應身體所需能量、增生肌肉的重要來源。兩者都很重要，不可偏廢；把食物以「酸、鹼」二分為「好、壞」是一種錯誤的認知。

站在營養保健的角度來看，食物的攝取能做到酸鹼平衡當然最好，但不是因為酸鹼性，而是為了平衡鉀和鈉的攝取，以及為了取得多種礦物質、維生素和必要營養素。雖然食物的酸鹼本身對身體所造成的影響非常微小，但無論是吃得過酸還是過鹼，代表的是營養不均衡，營養失調一旦久了就會有害健康。

若吃了肉，再多吃些菜是好的，只要遵循著均衡飲食的原則，注意天然新鮮食物的充分攝取，均衡攝取六大類食物，才是健康之道。

 那些吃東西教我的事

● 人體三大系統會自動將血液調整為弱鹼性
● 如果是偏酸或偏鹼的體質，可能是身體出問題了
● 酸鹼飲食是個騙局，這些商品幾乎沒有調整 pH 值功效
● 多吃鹼性食物是為了增加鉀類和營養素攝取

21 當亞硝酸鹽
遇上了維生素C

阿青很喜歡吃香腸,可是又老是聽人家說「香腸吃多了容易得癌症!」讓他每吃一口都覺得怕怕的。不過,最近看到報導說「1 顆芭樂可以解除 18 根香腸的亞硝酸鹽含量」,不知道是不是真的。芭樂有那麼大的威力嗎?

▶ 亞硝酸鹽致癌論,其實是謠言一樁

亞硝酸鹽會致癌得報導層出不窮,讓人聞之色變。偏偏亞硝酸鹽在肉製品中扮演重要的角色,不僅是讓肉品維持原有色澤(紅色)的保色劑,還能保持醃製肉品的獨特風味,使肉製品不至於因為放在室溫太久而腐敗臭酸。

另外,亞硝酸鹽也是很好的抑菌劑,尤其可以防止肉毒桿菌毒素(Botulinum Toxin, BTX)產生的神經劇毒。日常常見的除了肉製品(如火腿、熱狗、香腸、臘肉、培根等)外,紅蘿蔔、波菜等也含有少量的亞硝酸鹽。

很多人可能聽說過,加工肉品被世界衛生組織(WHO)

19
食品標示上
沒有說的祕密

20
鹼性食物能調整
酸性體質嗎？

21
當亞硝酸鹽
遇上了維生素C

22
咖啡和巧克力
這樣吃才健康

23
別再把魚皮
丟掉了

24
挑對東西吃
居然能提升腦力

列為一級致癌物，就是加工過程添加包括如亞硝酸鹽的化學物質，是使加工肉品變成致癌物的主要因素。

但很多人不知道的是，目前亞硝酸鹽會致癌的直接證據不足，通常只有在「酸性環境」或「乳酸菌」存在下，並與蛋白質中的胺類反應增加，才會產生會致癌的亞硝胺（Nitrosamines）。所以才會建議食用含有亞硝酸鹽的食物時，不要同時吃乳酸食物或胺類食物，避免亞硝酸鹽與胺類結合產生致癌物質。

胺類食物日常主要來源是海鮮或乾燥海產，像鯖魚、章魚、蚵乾、蝦米乾、魷魚乾，或干貝、鱈魚、秋刀魚等。另外，番茄、香蕉等水果，和熟成硬起司（matured cheese）中也有胺類物質。可以放心的是，早餐店常加在漢堡或吐司裡的起司，是屬於未熟成的起司。

透過正常飲食攝入的亞硝酸鹽，很難在胃內綜合作用後形成亞硝胺。亞硝酸鹽在體內轉化為亞硝胺必須具備兩個條件。第一個條件是要有足夠的二級胺存在，只是二級胺在市售產品中的含量極低，一般只有品質較差的牛肉中含量較高。第二條件是 pH 值介於 2 至 4 間的酸性環境，但在進食半小時後，胃內 pH 值就會因為食物的中和作用開始上升至 pH4 至 5，甚至超過。

肉毒桿菌的毒是在桿菌死後才釋出

肉毒桿菌本身並不恐怖，但生長時產生無毒的前毒素，會在桿菌死後釋出。若不慎食入體內，會因為腸道內的酵素作用，轉變成含有劇毒的肉毒桿菌毒素，極微量就足以致死。

當亞硝酸鹽遇上了維生素 C

維生素的重要性如其名，是人體必需營養物質，一旦缺乏就會危及健康，甚至死亡。不過，維生素無法在體內自行製造，一般得藉由飲食或營養品來補充。

由於缺乏維生素，並不會馬上就出現飢餓感，因此無法馬上警覺，世界衛生組織（WHO）把這種現象，稱為「隱性飢餓」。事實上，全球隱性飢餓的人口數一直在增加，甚至比貧窮國度、真正餓肚子的人還多更多。

維生素是可以讓神經系統正常運作的重要原則。充足的維生素有助於身體合成消化酵素和激素，以維持消化機能與吸收，保持正常食欲，並促進營養素及熱量的有效利用。其中維生素 C 屬於水溶性維生素，屬於高效的抗氧化劑，能幫助傷口癒合、預防惡性貧血與增加身體抵抗力。

19
食品標示上
沒有說的祕密

20
鹼性食物能調整
酸性體質嗎？

21
當亞硝酸鹽
遇上了維生素C

22
咖啡和巧克力
這樣吃才健康

23
別再把魚皮
丟掉了

24
挑對東西吃
居然能提升腦力

雖然維生素C溶於水，攝取過多會隨著尿液排出體外，但仍不建議過度食用，尤其是藉由營養品補充時，過多會造成腎臟不必要的負擔，產生結石的風險。

透過食物攝取則比較不需擔心過量問題，多數的水果（如柳橙、龍眼、奇異果、芭樂、草莓、番茄、柑橘等）與綠茶、香椿、綠豆芽、高麗菜、辣椒、甜椒等，維生素C含量都很豐富。

食物中的維生素C可以阻止亞硝酸鹽轉化成亞硝胺。適量亞硝酸鹽在維生素C的作用下，會還原成一氧化氮，藉以預防亞硝胺產生，也就是說，富含維生素C的食物，有抑制亞硝胺致癌突變的作用。

不過，含胺類食物若長時間烹調、高溫油炸、燒烤，則會加速亞硝酸反應。當維生素C攝取量偏低，又食用過量亞硝酸鹽時，體內就容易產生亞硝胺。

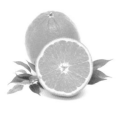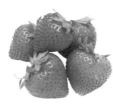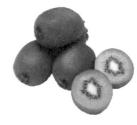

▲ 很多水果的維生素C含量都很豐富，像是柳橙、奇異果、草莓等，都是非常推薦的水果。

▶ 1 顆芭樂清掉 18 根香腸的亞硝酸鹽

水果的營養價值很高，富含維生素 C 與抗氧化物質，能讓香腸、培根等肉製品中的亞硝酸鹽產生化學變化，避免形成致癌物質。

行政院農委會的農業試驗所就曾經針對 29 種水果的清除亞硝酸鹽能力進行測試。珍珠芭樂、帝王芭樂、紅心芭樂就包辦了前三名，還發現 18 根香腸所含的亞硝酸鹽，只要 1 顆芭樂就能達到清除效果。其實，不只是芭樂，木瓜、鳳梨的解毒效果也都不錯。

由於種植技術優良，臺灣芭樂算是世界聞名。除此之外，無論營養師、中西醫醫師等，都對芭樂極度推崇，因為芭樂營養價值高，可以助消化、抗癌、抗發炎和改善腸胃脹氣。

芭樂被譽為維生素 C 之王，維生素 C 含量比柑橘高 8 倍，比香蕉、木瓜、鳳梨等超過 10 倍，是飲食中維生素 C 的重要來源之一。除此之外，芭樂熱量低，GI 值也低，吃起來健康沒負擔。

19 食品標示上沒有說的祕密

20 鹼性食物能調整酸性體質嗎？

21 當亞硝酸鹽遇上了維生素C

22 咖啡和巧克力這樣吃才健康

23 別再把魚皮丟掉了

24 挑對東西吃居然能提升腦力

芭樂中的維生素 C、多酚類等，這些都是很好的抗氧化劑，下次在吃香腸時，不妨配著芭樂吃，減少身體的負擔。當然，不是有芭樂就可以愛吃多少肉製品就吃多少，還是得克制，不要過量才好。

值得注意的是，芭樂的維生素 C 多半在果皮，故清洗時盡量不要洗刷表皮，以免把精華洗掉了。直接食用也能避免打成果汁後，營養素被破壞。

┤ 那些吃東西教我的事 ├

● 亞硝酸鹽本身不會致癌，和胺類結合才會產生致癌物質
● 透過食物補充維生素 C，就不必擔心過量與結石的產生
● 芭樂是維生素 C 之王，可以抑制亞硝酸鹽與胺類結合

22 咖啡和巧克力 這樣吃才健康

早上昏昏欲睡時，咖啡是不少人的醒神利器，但每天喝咖啡對身體是不是會有不好的影響呢？巧克力是許多人愛不釋口的甜食，但聽說它除了美味，還能活絡心血管？正確的選擇咖啡和巧克力，是美味和健康兼顧的關鍵。

▶ 咖啡不僅能防癌，還能防失智

美國 2015 年至 2020 年最新飲食指南為指出，每天喝 3 至 5 杯咖啡（400 毫克的咖啡因）不僅不會對人造成長期健康風險，甚至有證據顯示喝咖啡可降低罹患第二型糖尿病、心血管疾病的機會，並且預防帕金森氏症。為什麼這麼神奇？首先，可以看看咖啡豆的成分。

咖啡的成分主要包括咖啡因、單寧酸、脂肪、蛋白質、糖分、粗纖維、石灰、鐵、磷、碳酸鈉、水分和葫蘆巴鹼。其中，咖啡因屬於植物黃質和可可鹼，與茶鹼相同，是咖啡苦味的來源；單寧酸是淡黃色粉末，煮沸後產生焦梧酸，是咖啡酸味與甜味的來源；脂肪中的酸性脂肪則是酸味的

來源，揮發性脂肪是香味的來源。

蛋白質、粗纖維烘焙後會炭化，糖分則會產生焦糖，和丹寧酸結合後會產生苦味，都是使咖啡液產生苦味，成深褐色的成分，石灰、鐵、磷、碳酸鈉等礦物質則令咖啡有些澀味。水分在生咖啡豆中約占 11％，烘焙後約占 2.5％。

咖啡的營養素中，脂肪的成分很多；蛋白質雖是熱量的主要來源，但所占比例不高，因為不會溶於水，所以攝取的量也有限。鐵、磷、維生素 B、菸鹼酸、碳水化合物等也是咖啡所含的營養素。

研究發現，咖啡可以降低得到阿茲海默症、老年失智症、帕金森氏症的機會，也能預防膽結石、痛風的發生。除此以外還能防癌（乳癌、皮膚癌、大腸癌）、減輕肌肉疲勞、促進消化液分泌。單寧酸可以抗病毒、抗菌；葫蘆巴鹼被認為可以用來治療糖尿病、保護牙齒。

咖啡的種類，以咖啡豆來說主要有摩卡、夏威夷酸咖啡、曼特寧、爪哇、藍山、波哥大、剛果、吉利馬札羅、哥倫比亞、哥斯大黎加、克里曼加羅、牙買加、巴西等種類，因著加工方式生產條件的不同，也會產生各種不同的風味。

19 食品標示上沒有說的祕密

20 鹼性食物能調整酸性體質嗎？

21 當亞硝酸鹽遇上了維生素C

22 咖啡和巧克力這樣吃才健康

23 別再把魚皮丟掉了

24 挑對東西吃居然能提升腦力

例如巴西咖啡苦味適中風味柔和，哥倫比亞有著圓潤的酸味和甜香。以咖啡飲品來說，主要有濃縮咖啡、康保藍（Espresso Con Panna）、拿鐵、白咖啡、卡布奇諾、美式咖啡、焦糖瑪奇朵、愛爾蘭咖啡、維也納咖啡、碳燒咖啡等種類，每種的黑咖啡、牛奶和巧克力、糖漿等含量比例都不同。

　　一般而言，選用咖啡時最好選現烘的咖啡豆，且越新鮮越好。咖啡豆剛經過烘焙時，巨大熱量會將糖和胺基酸分解為二氧化碳，而二氧化碳會影響咖啡風味。大約放置 3 至 5 天即排氣完畢，此時的咖啡豆新鮮，而且風味最佳。

　　現磨的咖啡豆以熱水沖泡後，咖啡表面會浮現一層厚厚的油脂，口感香醇回甘；相反的，最好不要選用市售的咖啡粉，其中有糊精、乳化劑、香料、色素，沖泡後表面不會浮現油脂，雖然口感香濃，卻會傷害我們的味覺、肝臟、腎臟。沒有成熟的咖啡豆也千萬別選，否則喝了會噁心、反胃。

19 食品標示上沒有說的祕密

20 酸性食物能調整酸性體質嗎？

21 當亞硝酸鹽遇上了維生素C

22 咖啡和巧克力這樣吃才健康

23 別再把魚皮丟掉了

24 挑對東西吃居然能提升腦力

▶ 70％以上黑巧克力，抗氧化力是紅酒3倍

巧克力原產自中美洲，原本是馬雅人王室的飲品，味道苦澀，但加入糖後味道變得香醇濃郁。探險家將巧克力傳回歐洲後，隨即大受歡迎，從此風靡至今。

現在巧克力有許多種類，主要包括調味巧克力、黑巧克力及無糖巧克力。調味巧克力有很多飽和式脂肪、修飾性澱粉、香料而蛋白質少，對身體比較不好；黑巧克力則含有較多的可可。

巧克力普遍都含有鎂、鉀、維生素A、可可鹼、咖啡因，可讓人提振精神、興奮、抵抗抑鬱。巧克力還能提高大腦內的化學物質「賽洛托寧」，能讓人心神穩定，消除緊張情緒、緩解壓力。其中的可可亞含有生物類黃酮，能幫人消炎、抗老、抗氧化。

可可是一種抗氧化劑，可延緩老化。值得注意的是，純度70％以上的黑巧克力，其抗氧化活性是紅酒的3倍，多酚含量是綠茶的4倍，除了對抗老化，還能預防心血管疾病、活化腦血血管（增進專注度，防老年失智）、舒緩經期不適、保護腸道。其中的黃烷醇可以平穩血糖，可可鹼則可以止咳，效果甚至比感冒藥來得更好！

一項德國科學研究指出，成人每天攝取低於 30 克的黑巧克力，18 個禮拜後的血壓平均降低 2.9 毫米汞柱！（不過吃的是白巧克力，或吃太多黑巧克力就沒有這樣的效果了）義大利有一項研究發現，健康人吃黑巧克力連續 15 天，每天 100 公克，細胞對胰島素的敏感性會增強。

　　對此，醫生估計黑巧克力可以幫助糖尿病患者緩解胰島素阻抗的問題。

　　另外，有研究指出，每天吃少量的黑巧克力能預防血栓，控制血壓、預防中風。舉例來說，病人在中風 3.5 小時內食用黑巧克力，能降低大腦的損傷程度；每天吃 30 公克的黑果仁巧克力，則可以讓心臟病的發生率降低 15%。

　　要注意的是，糖尿病患者適合吃無糖巧克力。所謂的「無糖巧克力」，主要使用木醣醇、山梨糖醇、甘露糖醇、麥芽糖醇、阿斯巴甜、糖精、促黃內酯鉀等人工代糖取代白糖、砂糖、蔗糖等傳統糖類，只要適量食用，對身體不會造成負擔。

　　巧克力如果加了太多糖，會把可可亞中生物類黃酮消炎、抗衰老、抗氧化等的好處都抵銷掉。高糖會造成血糖

19 食品標示上沒有說的祕密

20 鹼性食物能調整酸性體質嗎？

21 當亞硝酸鹽遇上了維生素C

22 咖啡和巧克力這樣吃才健康

23 別再把魚皮丟掉了

24 挑對東西吃居然能提升腦力

起伏，合成血清素的原料相比食用之前依舊不足，容易吃了還想再吃。另外，如果巧克力含有反式脂肪酸，也就是氫化植物油的話，也會影響活化血管的效果，最好不要吃。

┤ 那些吃東西教我的事 ├

● 新鮮適量的咖啡不只防癌，還能防帕金森氏症等腦部疾病
● 要吃巧克力就要吃純度 70% 以上的黑巧克力
● 黑巧力能提神、活化血管又抗氧化，是讀書工作良伴

23 別再把魚皮丟掉了

有人說魚皮中含高普林，如果患有痛風跟糖尿病等應避免食用；又有人說現在海洋汙染嚴重，魚類最好去皮再吃才不會導致汞中毒。其實魚皮含有豐富營養素，如果不吃非常可惜。到底魚皮能不能吃，怎麼吃才好呢？

▶ 魚皮有高普林和汞，所以不能吃？

食物中的核蛋白經消化分解後就會產生普林（purine），又稱嘌呤，在肝臟代謝中會形成尿酸。當體內的尿酸生成過多，就會導致尿酸沉積在血液和關節組織中，引起腫痛，也就所謂的痛風。

含高普林的食物有內臟、海鮮，但除非少數有遺傳基因的人需要迴避，例如普林代謝酵素異常（HGPRT 缺乏）或者痛風問題，還有原住民痛風基因較為顯著，其他人是可以正常吃的。痛風患者除了應選擇低普林飲食（奶製品、蛋、蔬菜水果），其中含糖飲料雖然是低普林食品，卻會大大提升痛風風險。所以除了普林含量，生活習慣和糖類

19 食品標示上沒有說的祕密

20 鹼性食物能調整酸性體質嗎？

21 當亞硝酸鹽遇上了維生素C

22 咖啡和巧克力這樣吃才健康

23 別再把魚皮丟掉了

24 挑對東西吃居然能提升腦力

的危害其實更大。

至於一般人，因基因無法吃魚皮的是極少數。舉例來說，蛋吃太多會不會膽固醇過高呢？事實上，會膽固醇過高也是基因的關係，一般人通常帶有 ApoE3 基因，膽固醇可以由人體正常生成和代謝，一天吃 3 至 5 顆蛋都沒問題，如果是帶有 ApoE4 則比較容易有血中膽固醇偏高的傾向。

提到汙染問題，魚頭、魚皮、魚肉部位確實都會有重金屬殘留，其中以魚頭最多，所以購買時一定要好好挑選。

魚可以分為「野生魚」與「養殖魚」兩種。野生魚又分為「深海魚」與「近海魚」。雖然，深海魚所含的 DHA 和 EPA 高於養殖魚，不過，養殖魚的供應量比較穩定，價格也相對便宜，適合一般家庭經常性購買。

深海魚類

常見的深海魚有：鮭魚、鯖魚、秋刀魚、鮪魚、鰻魚（糯鰻、白鰻）、白鯧魚、牡蠣等，其營養價值高，都含有豐富 Omega-3 脂肪酸。不過，大型的深海魚常有重金屬殘留問題，因此，建議家長購買時，除了盡可能挑選體型較小、當季盛產的深海魚種外，也要避免只吃單一魚種。

養殖魚類

臺灣的養殖漁業發達，像是臺灣鯛、虱目魚、鱸魚、石斑魚、文蛤、蝦子等，都是常見的養殖海鮮，這些魚不僅肉質甜美且油脂豐富，吃起來口感好又美味。不過，養殖魚類容易受水質與飼料影響，選購時，務必注意是否經藥物殘留（例如：抗生素、農藥）檢驗合格。

但以整體分量來計算，因為魚肉比例大，吃魚肉才會吃進最多重金屬。而且魚體的大小會影響重金屬含量，一般的小型魚食量和壽命都短，汙染影響不大，真正有重金屬汙染問題的置於食物鏈頂端的大型魚類，例如金槍魚、鯊魚、劍魚、旗魚。

這些魚類因為生物放大作用，會將食物的毒素累積在體內，食物鏈越頂層，體內無法代謝的有毒物質濃度也會越高。但是小型魚類體內濃度相對低很多，含量對人體影響小，營養價值卻很高。

所以大型魚要少吃，小型魚不但能吃，而且還必須吃。衛福部規定每日需攝取豆魚蛋肉類 1.5 至 2 份，首先推薦的優質蛋白是豆類，再來就是魚類和海鮮。

〖 想買新鮮的魚，這樣挑就對了 〗

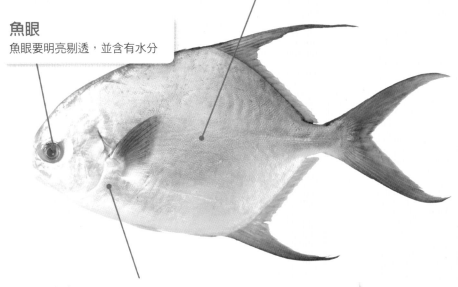

魚的身體

- 魚體外觀（含尾、鰭）與鱗片要完整
- 以手輕滑魚體表面，若有潤滑黏液，較為新鮮（黏液能防止細菌，延緩腐壞。黏液會隨時間過去，逐漸乾澀）
- 若為切片魚，則肉色要鮮亮，形狀要飽滿

魚眼

魚眼要明亮剔透，並含有水分

魚鰓

- 撥開魚鰓，看顏色是否鮮紅（愈偏暗紅色，愈不新鮮）
- 以手指觸摸魚鰓，確定黏液無異味（有藥水味，可能有添加防腐劑。有刺鼻腥臭味，表示已接近腐壞狀態）

▶ 魚皮有 Omega-3 和維生素，補腦又護眼

魚肉營養豐富，好消化，裡面含豐富維生素、酶類、礦物質、不飽和脂肪酸和優質蛋白，人體每日脂肪和蛋白質攝取上，都是特別優質的選擇。至於魚皮，也含有非常豐富的營養。

魚皮主要的成分為膠原蛋白，其他礦物質如鋅也存在於多數魚皮當中，特別是背側黑色的部分。鋅是巨量礦物質，是合成人體中 200 種類以上酵素不可或缺的礦物質。此外，碳水化合物、脂肪、蛋白質代謝時，鋅是不可缺少的營養素，如果攝取量不足會導致口內炎、口角炎或眼睛充血等黏膜方面的問題。

魚含有豐富維生素 A、D 和 B 群，以維生素 B2 為例，整隻魚所含的維生素 B2 在魚皮的部位就占一成多。另外存在於魚皮內側的脂肪，含有大量的不飽和脂肪酸 DHA，也就是二十二碳六烯酸（Docosahexaenoic Acid）與二十碳五烯酸 EPA（Eicosapentaenoic Acid），這兩種營養素都被稱為身體的「超級脂肪」，屬於 Omega-3 不飽和脂肪酸，不但可以幫助腦部、眼睛、神經系統等器官正常運作，還能預防中風、發炎反應和心血管問題。

19 食品標示上沒有說的祕密

20 鹼性食物能調整酸性體質嗎？

21 當亞硝酸鹽遇上了維生素C

22 咖啡和巧克力這樣吃才健康

23 別再把魚皮丟掉了

24 挑對東西吃居然能提升腦力

此外，DHA 對大腦和視網膜特別好，長期用眼過度的現代人需要多補充，能活絡腦部以及避免黃斑部病變。EPA 能幫助心血關疾病和增強免疫力，抑制發炎反應，還能促進血液循環。這兩種營養素對人體都很好，孕婦更要食用，能幫助嬰兒在腦部、視覺系統上健康發展。脂溶性維生素 A 是視力、黏膜和皮膚維持正常運作的必須營養素，還能讓皮膚保持彈性，避免乾眼和夜盲症。

排除血管路障的交通警察：Omega-3

Omega-3 是一種人體無法自行製造、必須透過飲食攝取的必需脂肪酸，具有抗氧化、抑制低密度脂蛋白（壞膽固醇）及三酸甘油脂的合成、淨化血管、促進血液循環、降血壓等功能，亦可破壞飽和脂肪酸，幫助血液正常流動，減少血栓生成，並保持血管彈性與柔軟度，讓人遠離心臟、血管等疾病。

簡單來說，Omega-3 就像是一個盡責的交通警察，血管則是一條重要幹道。當道路（血管）違規停車嚴重，以致阻塞、難以通行時，交通警察（Omega-3）就會出來排除障礙，保持道路（血管）暢通無阻。

▶ 豐富的膠原蛋白，維持肌膚彈性

很多人避之唯恐不及的魚皮，其主要組成的成分就是「膠原蛋白」，多吃有助於保持肌膚的彈性和關節的健康。其實，肉類均含有膠原蛋白，例如魚肉、牛肉、豬肉、雞肉等，其中又以魚的膠原蛋白分子小、身體很容易吸收利用，是最好的膠原蛋白食用來源！

膠原蛋白占哺乳類動物的總蛋白質約 20％至 25％，算是一種人體中非常重要、不可或缺的蛋白質，其主要存在於結締組織和人體皮膚、關節、骨骼等組織當中。

膠原蛋白有很強的伸張能力，是韌帶和細胞外基質的主要組成成分，能使皮膚保持彈性水潤；如果膠原蛋白老化，皮膚就會出現皺紋，所以補充膠原蛋白能減少皺紋。除此之外，膠原蛋白也是眼睛角膜的主要成分，但以結晶形式組成。

和其他蛋白質一樣，膠原蛋白在消化過程中會被拆散分解成胺基酸的形式供人體吸收利用。存在於食品中的膠原蛋白是無法在進入身體之後，直接被皮膚或者血管壁等組織合成利用的，所以並不是吃膠原蛋白保健品，就能直接補膠原蛋白。

19 食品標示上沒有說的祕密

20 鹼性食物能調整酸性體質嗎？

21 當亞硝酸鹽遇上了維生素 C

22 咖啡和巧克力這樣吃才健康

23 別再把魚皮丟掉了

24 挑對東西吃居然能提升腦力

但補充膠原蛋白有助於體內膠原蛋白的合成，合成膠原蛋白時需要特定的胺基酸（羥脯胺酸 Hydroxyproline 等）僅存在於膠原蛋白中，是一般的蛋白質裡面沒有的。

所以我們需要攝取如魚皮等富含充足膠原蛋白的食物來補充羥脯胺酸等胺基酸，若加上維生素 C，更能輔助膠原蛋白吸收，讓肌膚保持彈性潤澤，關節中的骨膜、韌帶、肌腱也能健康有彈性。

吃魚皮可以攝取膠原蛋白，同時攝取優質的蛋白質、不飽和脂肪酸，活絡腦部和眼睛，並讓皮膚和關節保持彈力和韌性。像這樣豐富的營養素，事實上並不比魚肉遜色，所以魚皮不但不要拿掉，還要跟魚肉一起吃，兩者營養加乘，相得益彰！

那些吃東西教我的事

- 除了少數有基因問題的人不能吃魚皮，大部分的人都可以吃
- 需要少吃的是大型魚，小型魚是很好的營養來源
- 魚皮中的鋅、Omega-3 和膠原蛋白是人體必要營養素

24 挑對東西吃 居然能提升腦力

上課沒辦法專心、事情想不起來、東西不知道放哪裡……為何頭腦老是昏昏沉沉，彷彿蒙上一層薄霧，思考跟回想都很困難？原來這是大腦當機了，只要正確的飲食跟作息便可以雲消霧散，頭腦再次清明靈活！

▶ 想要補腦，就多吃魚跟堅果

我們的腦細胞中有 65% 是由不飽和脂肪酸構成，35% 是由蛋白質構成，也就是說大腦最主要的組成物就是油脂，幫助發育最重要的養分當然就是好油「不飽和脂肪酸」。

堅果含有大量不飽和脂肪酸，對改善腦細胞非常有幫助。核桃在中國被稱為長壽果，研究證明含有很高的磷，可以提高大腦的生理功效，增加記憶力。多元不飽和脂肪酸 Omega-3 中含有 EPA、DHA、α-亞麻油酸，能夠強化腦及神經細胞的物質，可透過紫蘇油、亞麻仁油、魚油來補充。

19
食品標示上
沒有說的祕密

20
鹼性食物能調整
酸性體質嗎？

21
當亞硝酸鹽
遇上了維生素C

22
咖啡和巧克力
這樣吃才健康

23
別再把魚皮
丟掉了

24
挑對東西吃
居然能提升腦力

其中 DHA 能夠增進大腦細胞發育，提升智力發展，吃魚是最好的攝取方法。鮭魚、鯖魚、秋刀魚、鮪魚、鰻魚都是不錯的選擇，但要盡量挑選體型較小、當季盛產的魚種，也要避免只吃單一魚種，且烹調時以清蒸取代油炸。

雞蛋則是相當不錯的蛋白質來源，含有完整的必需胺基酸，9 成都可以被人體吸收，被吸收性可說是全部動物性蛋白質中最高的，且富含維生素 A、B、D、E、K、卵磷脂、礦物質（磷、鈣、鐵、鋅）、膽鹽，對於增加大腦功能非常有幫助。

雞蛋的蛋黃所含的維生素 B12，可以集中注意力、加強記憶力，而蛋黃所含的卵磷脂也可以健腦益智。此外，全穀類也含維生素 E、B 群，燕麥也含維生素 B、E、鋅，牛奶中含維生素 B 群、南瓜子也含鋅，對腦有益。

要從營養均衡增加思考的敏捷能力，最重要的就是要適量攝取醣類食物。此外，適量攝取含磷、不飽和脂肪酸的堅果類食物，還有富含高吸受性必須胺基酸的雞蛋，以及含 DHA 的魚肉，對思考敏捷能力的增加也有幫助。

【 堅果中的模範生 】

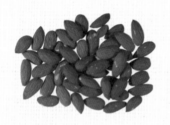

杏仁
防衰老、抗氧化，
被稱為天然解毒劑

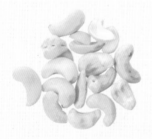

腰果
刺激生長激素分泌，
可預防動脈硬化

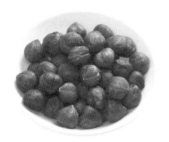

榛果

營養價值高，有助
緩和用眼過度情況

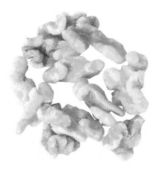

核桃

強化記憶力與學習
力，可預防失智症

▶ 大腦清醒第一步：好好睡一覺

腦霧（Brain Fog）是一個醫學名詞，指專注力、記憶力和思考理解力，產生失調、退化的症狀表現。

為何會有這樣的狀況，第一個原因，可能是你的睡眠問題。每天白日我們所得到的雜亂無條理的資訊，仰賴睡眠時一一歸檔、就位，排除無用資訊。

睡眠讓大腦排除有害的毒素，並且重新強化你的記憶，順便將難以理解的資訊內容聯結。在睡眠當中，腦細胞會暫時性產生萎縮現象，細胞之間的空隙會擴大為原來的兩倍，腦脊髓液就像河流一樣流暢快速地通過腦細胞，將廢物如 β 類澱粉蛋白沖刷洗淨，再透過循環系統排出腦部。

有時候一覺醒來，原本窒礙難行的方案、看不懂的數學題、模模糊糊的概念，突然就豁然開朗了。

許多人喜歡在睡前讀書，就是因為讀書後的內容在一覺之後往往變得更有條理而且記憶深刻。俄國化學家門捷列夫便在夢中看到了元素週期表，將原本難以組織化的元素各就其位，許多科學的創發和人們故事的靈感來源，都來自於睡夢中。

19 食品標示上沒有說的祕密

20 鹼性食物能調整酸性體質嗎？

21 當亞硝酸鹽遇上了維生素 C

22 咖啡和巧克力這樣吃才健康

23 別再把魚皮丟掉了

24 挑對東西吃居然能提升腦力

為了有好的睡眠品質，盡量不要熬夜。下午 6 點後不喝咖啡、茶和可樂，不吃巧克力等含咖啡因的東西，平常少吃鹽、不要吃太飽；睡前半小時不吃東西，少喝水，可以喝一杯熱牛奶，都可以幫助我們更好入眠。

▶ 吃早餐，供給大腦思考所需的葡萄糖

除了睡覺，再來就是早餐。

等到大腦被喚醒，就需要攝取葡萄糖。人類的大腦掌管代謝與調節，其運作過程須要大量的能量協助，而「葡萄糖」幾乎可以算是腦神經活動時唯一的能量來源。

從入睡到起床，是我們一天當中不吃東西的時間最長的階段，如果再不吃早餐的話，腦部血糖就會很低，容易造成注意力不集中、精神不濟。早餐是補充葡萄糖的重要外援，對於維持血糖正常，繼續供腦細胞使用相當重要。

加拿大多倫多大學的一項研究便發現，早餐吃完過了 15 分鐘以後，就以增強記憶力的表現；臺北醫學大學的一項研究發現，有吃早餐的學童在學業成績的表現，也比沒吃早餐的學童好。

人的腦部組織含水量約有 75% 是水分。在剛起床時先喝一杯溫熱的水，能夠有效喚醒頭腦。攝取高蛋白的食物，如魚、肉、蛋、熱麥片粥及乳酪，可以使血糖緩慢上升，酪胺酸能促進身體分泌多巴胺、正腎上腺素，讓人思考變敏銳，反應更靈活。

不過蛋白質中的色胺酸會讓人放鬆想睡，在豬肉、花生、黃豆中含量較高。先吃碳水化合物會加快色胺酸分泌，建議先吃蛋白質再吃碳水化合物較好。

早餐蛋白質的良好補充來源是如牛奶、雞蛋、豆漿。來一碗沙拉也是很好的選擇，有研究顯示蔬菜中的維生素 K 可以延緩腦部老化，促進代謝，讓身體和腦袋都輕鬆沒負擔。

值得注意的是，腦部無法自行儲存葡萄糖，必須依靠血液傳輸，如果身體裡葡萄糖的存量不足，那麼腦部運作就會變得遲鈍，代謝與調節的活動也會變慢。

但是，過多的糖對腦部也不好，研究發現，醣類攝取過多，體內糖分過高，容易出現注意力不集中、過動等症狀，學習效果就會變差。

19　食品標示上沒有說的祕密

20　鹼性食物能調整酸性體質嗎？

21　當亞硝酸鹽遇上了維生素 C

22　咖啡和巧克力這樣吃才健康

23　別再把魚皮丟掉了

24　挑對東西吃居然能提升腦力

　　當人處在耗氧狀態（熬夜、高壓、負面情緒）之下，腦部對於葡萄糖的需求會變得更多。除此之外，飲食缺乏維生素 B 群，會導致葡萄糖代謝不佳，大腦無法取得所需熱量。吃得太飽則會使體內大部分的血液都跑到消化系統去，腦部血液循環不足。如此不均衡的飲食，就會使頭腦老是昏昏沉沉、無法集中精神。

那些吃東西教我的事

- 充足睡眠跟吃早餐，幫助大腦清醒又排毒
- 適量的葡萄糖是大腦所需熱量的關鍵來源
- 補充維生素 B12 能促進葡萄糖的吸收
- 多吃魚和堅果，吹散大腦迷霧，不再忘東忘西

食物外的另一種選擇：
保健食品

近年來，生物科技技術發展愈來愈成熟，保健食品如雨後春筍迅速發展。所謂「健康食品」及「功能性保健食品」不斷的研發，無論是動物還是人體實驗，都證明保健食品具有生理調節、保健、填補我們在飲食上不足的功能，過量有害無益，聰明的選擇則有益健康。

▶ 如何正確選擇保健食品？

保健食品，顧名思義就是可維持或促進健康的食品統稱。我們在均衡飲食之外，如果能透過攝取一些身體需要的保健食品來吃，也是一種裨補闕漏的選擇。

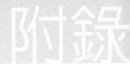

近幾年來，保健食品的產值已經超過千億，但是坊間保健食品何其之多，如何挑如何選，是一個很重要課題。選用保健食品時，建議要注意幾點：

保健食品並不是藥

保健食品的功用是補足營養，或作為病後療養使用，但不能取代藥品的療效，也不能完全取代食物的營養，有病還是得尋求專業。

成分與劑量多寡

保健食品絕對不是「大碗卡划算」。比起瓶罐大小和顆粒數量，要注意的是成分濃度的高低，如此一來，才能透過保健食品補足適合的劑量。

合格標示與保存期限

購買時，詳細閱讀產品標籤，檢查是否有衛福部規定的食品標示內容以及是由哪家廠商製造。食用前，務必確認保存期限，才能吃到令人放心的產品。

食物外的另一種選擇：保健食品

使用方式與建議時間

每種保健食品的劑量或服用時間都不一樣，服用前先閱讀使用說明（劑量、餐前餐後），適量攝取，多食無益，有時吃太多了反而超過營養需求而必須排出體外，造成身體負擔。

個人需要補充的種類

不同性別、年紀、職業和體質所需要的營養素種類也不相同，例如病後和健身者適合補充蛋白質粉、長期用眼的上班族要補充魚油和葉黃素、女性宜分別補充鈣片和鐵劑。要針對自己所缺乏的營養做補充。

▶ 乳清蛋白和高蛋白質粉易於吸收

我們常常在網路上或坊間會聽到各種蛋白的名字，如果不是營養學者或營養師，對於乳鐵蛋白、免疫球蛋白、乳清蛋白、牛初乳、蛋白粉等，可能不知道它是什麼東西，遑論如何選用。事實上，不管它叫什麼名稱，都是指蛋白質。

　　蛋白質是六大基本食物之首，來自於豆、魚、肉、蛋、奶，它就像是人體的建築師，是構成我們生物體的重要成分。細胞中的粒線體、細胞質及細胞膜均以蛋白質為主要成分。

　　我們人體內的酵素、部分激素、抗體、毛髮、指甲、肌肉細胞再生，甚至於腺體分泌等也由蛋白質構成。另外，因為我們的人體細胞有其生命周期，每次汰舊換新，新的細胞都需要小分子胺基酸來建造新的組織蛋白質或修補組織。

　　老人和術後身體虛弱者適合能夠快速吸收的蛋白質，補足流失的肌肉；成長期的青少年和健身者，都需要快速補充蛋白質構成身體肌肉。這時可以考慮乳清蛋白和高蛋白質粉，吸收快速，取用也相當便利。

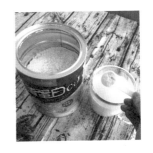

　　所謂的乳清蛋白是由嚴格篩選的純淨乳源製成，其生物價高達 104，而蛋白質效率（PER）高達 3.16，對人體來說非常好吸收。濃縮、分離乳清蛋白質與豐富支

食物外的另一種選擇：保健食品

鏈胺基酸BCAA，可補足人體無法自行合成的必需胺基酸，有助於組織的修復，為肌肉合成的來源之一。

如果再加上容易吸收的乳鈣，更有助於維持骨骼與牙齒的正常發育及健康。它是優質的蛋白質食品，便於消化吸收的特性使它特別適合病中、病後的營養補充，如燒燙傷、外傷患者、手術前後、失血、老人或虛弱者，可以依需要來食用。

所謂高蛋白質粉，也就是將動物、植物蛋白萃取分離使用，其中的主要成分有大豆的分離蛋白（由大豆萃取）、薏仁粉、乳清蛋白。有些產品會再加上鳳梨或木瓜酵素，還有維生素B群、D3、E，讓蛋白質更好吸收，順便補足其他營養素。

有些高蛋白質粉會將大量牛奶除去水分、脂肪、膽固醇、乳糖，來萃取高單位的乳蛋白，這種高蛋白質粉又稱為乳蛋白。乳蛋白的生物價高，容易吸收，適合乳糖不耐症，及需要高單位蛋白質者食用，例如健身、運動員、術後病患、高齡者和青少年都適合。

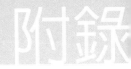

▶ 幫助消化的消化酵素和膳食纖維粉

消化酵素可以讓你快速消化食物，吃完大魚大肉後吃下它，可以促進吸收、新陳代謝、調整體質。

這裡所謂的消化酵素是添加多種不同功能性的酵素，如澱粉、脂肪、蛋白質分解酵素；鳳梨、木瓜酵素等。它可以「幫助消化吸收」，另含維生素 B 群（B1、B2、B6）和泛酸能促進能量代謝。

有些產品為維持消化道機能，添加芽孢乳酸菌（益生菌），藉由孢子型態通過消化道不被破壞，進而進入腸道改變細菌叢生態。也有一些消化酵素會添加益生菌發酵物，藉以維持消化道機能，調整體質。

希望維持排便順暢，除了吃蔬菜，也可以適時補充膳食纖維粉。人體每天至少要吃下 25 至 35 公克膳食纖維，膳食纖維分為水溶性及非水溶性。

水溶性膳食纖維可以延緩胃排空、防止血糖急劇上升，而且能降低低密度膽固醇；非水溶性膳食纖維則能增加糞便體積、促進腸道蠕動，預防便祕、痔瘡、憩室炎及大腸癌。

食物外的另一種選擇：保健食品

菊苣纖維及洋車子粉就是很好的天然膳食纖維，被稱為膳食纖維之王。它幾乎沒有熱量，可以在腸道中吸收水分而膨脹，代謝腸道中的脂肪及毒素，並消除大腸中的宿便和壞菌，讓人不再為便祕所苦，達到瘦小腹和預防大腸癌的功能。餐前餐後想要增加飽足感和增進腸道健康，都可以選用。

▶ 褪黑激素助眠減壓，還能降膽固醇

如果一個人常常睡不著覺或有睡眠方面的障礙的話，除了安眠藥以外，含有褪黑激素 (melatonin) 成分或助眠的保健食品是另一種選擇。

褪黑激素不算是藥品，是可以改變患者睡眠狀態，由大腦內松果體生成的一種荷爾蒙。當人體預備進入睡眠時就會分泌褪黑激素，在半夜時，其濃度達到最高，接近早晨時逐漸下降。褪黑激素是我們進入睡眠、調節生物時鐘的重要激素。

天然食品可以補充褪黑激素的組成原料（色胺酸、血清素）的養分，在穀物類有燕麥、米、玉米等，蔬果中的

番茄、洋蔥、黃瓜、櫻桃等皆能補充。牛奶、芝麻、南瓜子、杏仁果、黑核桃、薑、明日葉等也攝取到褪黑激素的營養素。

但如果在飲食上攝取不足，或是出現睡眠障礙的人（可能是晚上不分泌褪黑激素），最好適量攝取褪黑激素保健食品以得安眠。相較於西藥的安眠藥，褪黑激素效益較和緩，副作用小於安眠藥物。

有些褪黑激素保健食品採用食物萃取甘胺酸，或從GABA含量的「佳葉龍茶」加以改良為「GABA烏龍茶」，有助於放鬆和消除神經緊張。有些是採用專業大廠生產的色胺酸、麩胺酸發酵物（含GABA）及珊瑚鈣、添加 γ-穀維素優質原料， γ-穀維素、GABA（ γ-胺基丁酸），又添加維生素B6來維持胺基酸正常代謝和維持胺基酸正常代謝和維生素B12增進神經系統健康。

助眠的保健食品副作用 ▶ 低於安眠藥物，但能提升睡眠品質。

食物外的另一種選擇：保健食品

那些吃東西教我的事
解開25個關於享瘦不可不知的營養謎團

作　　者｜洪泰雄
選　　書｜林小鈴
企劃編輯｜蔡意琪
文字整理｜林子涵

行銷經理｜王維君
業務經理｜羅越華
總　編　輯｜林小鈴
發　行　人｜何飛鵬
出　　版｜原水文化
　　　　　台北市中山區民生東路二段141號8樓
　　　　　電話：02-2500-7008　傳真：02-2502-7676
　　　　　E-MAIL：bwp.service@cite.come.tw
發　　行｜英屬蓋曼群島商家庭傳媒股份有限公司城邦分公司
　　　　　台北市中山區民生東路二段141號11樓
　　　　　書虫客服服務專線：02-2500-7718；02-2500-7719
　　　　　24小時傳真專線：02-2500-1990；02-2500-1991
　　　　　服務時間：週一至週五上午09:30～12:00；下午13:30～17:00
　　　　　讀者服務信箱：service@readingclub.com.tw
劃撥帳號｜19863813　戶名：書虫股份有限公司

香港發行｜城邦（香港）出版集團有限公司
　　　　　香港灣仔駱克道193號東超商業中心1樓
　　　　　電話：852-2508-6231　傳真：852-2578-9337
　　　　　電郵：hkcite@biznetvigator.com
馬新發行｜城邦（馬新）出版集團 Cite(M) Sdn. Bhd.
　　　　　41, Jalan Radin Anum, Bandar Baru Sri Petaling,
　　　　　57000 Kuala Lumpur, Malaysia.
　　　　　電話：603-9057-8822　傳真：603-9057-6622

封面設計｜劉麗雪
內頁設計‧排版｜吳欣樺
製版印刷｜卡樂彩色製版印刷有限公司

初版｜2019年12月17日
定價｜380元
ISBN｜978-986-98502-3-0

城邦讀書花園
www.cite.com.tw
Printed in Taiwan

國家圖書館出版品預行編目資料

那些吃東西教我的事：解開25個關於享瘦不可
不知的營養謎團／洪泰雄著. -- 初版. --臺北
市：原水文化, 城邦文化出版：家庭傳媒城邦
分公司發行, 2019.12
　　面；　公分
　　ISBN 978-986-98502-3-0　（平裝）

　　1.健康飲食　　2.營養

411.3　　　　　　　　　　　　　108019954